Überreicht mit
freundlicher Empfehlung.

MERCK

F. Böcker, B. Kügelgen
und N. Skiba (Hrsg.)

Neuro-
traumatologie

Mit 34 Abbildungen

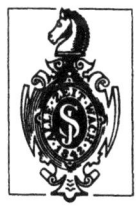 Springer-Verlag
Berlin Heidelberg New York
London Paris Tokyo
Hong Kong Barcelona
Budapest

Dr. med. FELIX BÖCKER
Nervenkrankenhaus Bayreuth

Dr. med. BERNHARD KÜGELGEN
Klinik für Neurologische Rehabilitation

Dr. med. NORBERT SKIBA
Neurologische Klinik

Cottenbacher Straße 23
95445 Bayreuth
Bundesrepublik Deutschland

ISBN-13:978-3-540-55920-7

Die Deutsche Bibliothek – CIP-Einheitsaufnahme
Neurotraumatologie / F. Böcker... (Hrsg.). – Berlin; Heidelberg; New York; London; Paris;
Tokyo; Hong Kong; Barcelona; Budapest: Springer, 1993
  (Kliniktaschenbücher)
  ISBN-13:978-3-540-55920-7   e-ISBN-13:978-3-642-77775-2
  DOI: 10.1007/978-3-642-77775-2

NE: Böcker, Felix [Hrsg.]

Dieses Werk ist urheberrechtlich geschützt. Die dadurch begründeten Rechte, insbesondere die der Übersetzung, des Nachdrucks, des Vortrags, der Entnahme von Abbildungen und Tabellen, der Funksendung, der Mikroverfilmung oder der Vervielfältigung auf anderen Wegen und der Speicherung in Datenverarbeitungsanlagen, bleiben, auch bei nur auszugsweiser Verwertung, vorbehalten. Eine Vervielfältigung dieses Werkes oder von Teilen dieses Werkes ist auch im Einzelfall nur in den Grenzen der gesetzlichen Bestimmungen des Urheberrechtsgesetzes der Bundesrepublik Deutschland vom 9. September 1965 in der jeweils geltenden Fassung zulässig. Sie ist grundsätzlich vergütungspflichtig. Zuwiderhandlungen unterliegen den Strafbestimmungen des Urheberrechtsgesetzes.

© Springer-Verlag Berlin Heidelberg 1993

Die Wiedergabe von Gebrauchsnamen, Handelsnamen, Warenbezeichnungen usw. in diesem Werk berechtigt auch ohne besondere Kennzeichnung nicht zu der Annahme, daß solche Namen im Sinne der Warenzeichen- und Markenschutz-Gesetzgebung als frei zu betrachten wären und daher von jedermann benutzt werden dürften.

Satz: RTS, Wiesenbach

25/3130 – 5 4 3 2 1 0 – Gedruckt auf säurefreiem Papier

Vorwort

Verletzungen mit Beteiligung des Nervensystems stellen nach wie vor in Diagnostik und Therapie vielfältige Probleme, viele Fragen sind noch offen. Im vorliegenden Taschenbuch wird ein interdisziplinärer Überblick über aktuelle Fragen der Neuotraumatologie geboten. Besprochen werden zerebrale, spinale und periphere Nervenschädigungen sowohl bei Erwachsenen wie Jugendlichen. Es findet sich ein breites Spektrum von Themen, das von Experten der verschiedenen Fachrichtungen dargestellt wird.

Das Buch ist aus den Vorträgen des neurologischen Teiles der Jahrestagung der Bayerischen Nervenärzte vom Oktober 1990 hervorgegangen.

Unser Dank gilt neben den Autoren insbesondere der Firma E. Merck, Darmstadt, die großzügig dieses Buch unterstützt hat.

Bayreuth, im Sommer 1993 F. BÖCKER, B. KÜGELGEN
und N. SKIBA

Inhaltsverzeichnis

Systematik und Diagnostik der Schädel-Hirn-Traumen
D. SOYKA (Mit 2 Abbildungen) 1

Wie wirken sich Schädel-Hirn-Traumen im Kindesalter
auf Verhalten und Leistungen aus?
G. LEHMKUHL, G. SEEGER und W. THOMA
(Mit 1 Abbildung) 15

Strategie der apparativen Diagnostik
bei posttraumatischer Bewußtlosigkeit
F. K. ALBERT (Mit 4 Abbildungen) 31

Neurophysiologische Verlaufsuntersuchungen
beim Schädel-Hirn-Trauma
N. SKIBA (Mit 2 Abbildungen) 45

Nicht-operative Therapie des Schädel-Hirn-Traumas
K. M. EINHÄUPL und C. GERNER (Mit 3 Abbildungen) 53

Indikation, Methodik und Ergebnisse operativer Therapie
beim Schädel-Hirn-Trauma
J. BOCKHORN 65

Bedeutung der neuropsychiatrischen Syndrome
beim Schädel-Hirn-Trauma
K. A. FLÜGEL 73

Rehabilitation nach Schädel-Hirn-Trauma
M. HÖRMANN 81

Begutachtungsfragen nach Schädel-Hirn-Trauma
T. GROBE 93

Neue Aspekte in der Rehabilitation
traumatischer Querschnittsyndrome
K. H. MAURITZ (Mit 6 Abbildungen) 101

Das posttraumatische zervikoenzephale Syndrom
B. KÜGELGEN 115

Nervenverletzungen
M. STÖHR (Mit 6 Abbildungen) 125

Konservative Behandlung traumatischer Schäden
des peripheren Nervensystems
B. RIFFEL (Mit 3 Abbildungen) 135

Erfolgsaussichten der therapeutischen Elektrostimulation
am Muskel bei Nervenschädigungen
A. NIX 143

Die operative Behandlung peripherer
traumatischer Nervenschädigungen
J. GELDMACHER (Mit 7 Abbildungen) 149

Sachverzeichnis 161

Autorenverzeichnis

ALBERT, F. K. Dr. med.; Neurochirurgische Universitätsklinik, Im Neuenheimer Feld 400, 69120 Heidelberg, Bundesrepublik Deutschland

BOCKHORN, J. Prof. Dr. med.; Neurochirurgische Klinik, Krankenhaus Hohe Warte, Hohe Warte 8, 95445 Bayreuth, Bundesrepublik Deutschland

EINHÄUPL, K. Prof. Dr. med.; Neurologische Universitätsklinik Großhadern, Marchioninistraße 15, 81377 München, Bundesrepublik Deutschland

FLÜGEL, K. A. Prof. Dr. med.; Abteilung für Neurologie und klinische Neurophysiologie, Städtisches Krankenhaus München-Bogenhausen, Englschalkinger Straße 77, 81925 München, Bundesrepublik Deutschland

GELDMACHER, J. Prof. Dr. med.; Abteilung für Handchirurgie und plastische Chirurgie, Chirurgische Universitätsklinik, Krankenhausstraße 12, 91054 Erlangen, Bundesrepublik Deutschland

GARNER, C. Dr. med.; Neurologische Universitätsklinik Großhadern, Marchioninistraße 15, 81377 München, Bundesrepublik Deutschland

GROBE, T. Prof. Dr. med; Weidenkellerstraße 8, 90443 Nürnberg, Bundesrepublik Deutschland

HÖRMANN, M.	Dr. med.; Hugo-Hofmann-Straße 49, 82064 Straßlach, Bundesrepublik Deutschland
KÜGELGEN, B.	Dr. med.; Klinik für Neurologische Rehabilitation, Nervenkrankenhaus Bayreuth, Cottenbacher Straße 23, 95445 Bayreuth, Bundesrepublik Deutschland
LEHMKUHL, U.	Prof. Dr. med.; Dipl.-Psych., Klinik für Kinder- u. Jugendpsychiatrie der Universität, Robert-Koch-Straße 20, 50931 Köln, Bundesrepublik Deutschland
MAURITZ, K.-H.	Prof. Dr. med.; Klinik Berlin, Kladower Damm 221, 14089 Berlin, Bundesrepublik Deutschland
NIX, A.	Prof. Dr. med.; Neurologische Universitätsklinik, Langenbeckstraße 1, 55131 Mainz, Bundesrepublik Deutschland
RIFFEL, B. †	Dr. med.; Neurologische Klinik und klinische Neurophysiologie, Zentralklinikum, Stenglinstraße, 86156 Augsburg, Bundesrepublik Deutschland
SEEGER, G. E.	Dr. med.; Klinik für Kinder- und Jugendpsychiatrie der Universität, Robert-Koch-Straße 20, 50931 Köln, Bundesrepublik Deutschland
SKIBA, N.	Dr. med.; Neurologische Klinik, Nervenkrankenhaus Bayreuth, Cottenbacher Straße 23, 95445 Bayreuth, Bundesrepublik Deutschland
SOYKA, D.	Prof. Dr. med.; Abt. Neurologie, Universitätsklinikum Kiel, Niemannsweg 147, 24105 Kiel, Bundesrepublik Deutschland
STÖHR, M.	Prof. Dr. med; Neurologische Klinik und klinische Neurophysiologie, Zentralklinikum, Stenglinstraße, 86156 Augsburg, Bundesrepublik Deutschland
THOMA, W.	Dipl. Psych., Hauptstraße 133, 67159 Friedelsheim, Bundesrepublik Deutschland

Systematik und Diagnostik der Schädel-Hirn-Traumen

D. Soyka

Eine Klassifikation der Schädel-Hirn-Traumen (SHT) sollte verschiedenen Ansprüchen gerecht werden und über
- Verletzungsart (einfache Prellung, Fraktur ohne Hirnbeteiligung, gedecktes oder offenes Schädel-Hirn-Trauma),
- morphologische Kriterien (voll reversible Hirnbeteiligung, irreversible Hirnveränderungen),
- Schweregrad der traumatischen Hirnveränderung,
- Komplikationen (Früh-, Spät-)
informieren und zugleich auch prognostische Hinweise geben.
Sie sollte praktikabel, reliabel und nach Möglichkeit international konsensfähig sein.

Eine Klassifikation, die sich an den Gegebenheiten der ersten 24 Stunden nach dem Trauma orientiert, wird diesen Ansprüchen nicht gerecht werden können. Wohl aber sollte es möglich sein, die Klassifikation mit Ausnahme einer Codierung traumatischer Spätkomplikationen spätestens drei Wochen nach dem Trauma festzulegen.

Derzeit gibt es eine ganze Reihe unterschiedlicher nationaler und internationaler Klassifikationen, von denen keine die oben genannten Ansprüche in zufriedenstellender Weise erfüllt.

Die klassische Einteilung ist morphologisch orientiert und stützt sich auf die Begriffe Commotio, Contusio, Compressio cerebri. Dabei steht der Begriff Commotio für ein Schädel-Hirn-Trauma (SHT) mit einer flüchtigen Hirnfunktionsstörung ohne nachweisliche substantielle Hirnläsion, woraus zugleich auf eine komplette Restitution ohne Dauerfolgen geschlossen wird. Der Begriff Contusio signalisiert eine morphologisch faßbare traumatische Hirnveränderung unterschiedlicher Qualität und Quantität mit geweblichen Residuen und möglichen Dauerfolgen. Der Begriff Compressio wird heute kaum noch verwendet. Er entspricht einer raumfordernden intrakraniellen Komplikation des Traumas wie beispielsweise einem raumfordernden diffusen Hirnödem, einer raumfordernden intrazerebralen Blutung, einem epiduralen oder subduralen Hämatom. Die Mehrzahl der führenden deutschen Neurologen hält bis heute an dieser klassischen Einteilung fest, und das gilt auch für die englischsprachigen Länder mit den entsprechenden Begriffen concussion, contusion und compression. Als laceration wird eine Kontusion mit besonders schweren Hirnzerreißungen bezeichnet.

Den eingangs aufgelisteten Ansprüchen wird diese klassische Systematik der SHT nicht gerecht. Sie informiert nicht darüber, ob es sich um ein *gedecktes* oder *offenes* SHT gehandelt hat, sie sagt nichts über den *Schweregrad* der traumatischen Hirnveränderung und über mögliche *Komplikationen*, und auch prognostische Aussagen sind nur begrenzt möglich.

Zur Abschätzung des Schweregrades eines SHT wird in der deutschsprachigen Neurotraumatologie hauptsächlich auf das Kriterium der Bewußtlosigkeit zurückgegriffen. So kann man lesen, eine initiale Bewußtlosigkeit von einer Stunde sei noch mit der Annahme einer Commotio cerebri vereinbar, jede länger dauernde Bewußtlosigkeit spreche a priori bereits für eine Contusio cerebri. Von manchen Autoren wurde für die Annahme einer Commotio cerebri auch eine längere Dauer der Bewußtlosigkeit bis zu etwa 2 Stunden konzidiert. Unbestreitbar ist, daß eine sehr lange Dauer der initialen Bewußtlosigkeit mit der Schwere des durchgemachten Traumas korreliert, aber dies gilt nicht generell und läßt vor allem nicht auf mögliche Dauerfolgen schließen. So gibt es bekanntermaßen im Sinne der alten Systematik eine Contusio ohne Commotio cerebri, also ohne initiale Bewußtlosigkeit. Es gibt auch in Ausnahmefällen Patienten mit mehrtägiger, ja mehrwöchiger initialer Bewußtlosigkeit, bei denen sich Jahre später keinerlei neurologische oder psychische Folgeerscheinungen objektivieren lassen. Hier spielt auch das Lebensalter des Verunfallten eine wichtige prognostische Rolle.

Die deutschen Neurochirurgen empfanden bereits vor 40 Jahren die alte Systematik mit der starren Unterteilung von Commotio und Contusio cerebri als unbefriedigend und suchten nach neuen Wegen einer Klassifikation mit zugleich auch guten prognostischen Hinweisen. Tönnis und Loew [24] publizierten 1953 eine Einteilung der gedeckten Hirntraumen, die sich an funktionellen Kriterien wie der Dauer der Bewußtlosigkeit, den neurologischen und vegetativen Symptomen orientierte und drei Schweregrade vorsah. Grad I im Sinne eines leichten SHT war danach definiert durch eine Dauer der Bewußtlosigkeit von nicht länger als fünf Minuten und eine Rückbildung aller funktionellen Folgeerscheinungen innerhalb von fünf Tagen. Für Grad II im Sinne eines mittelschweren SHT wurde eine Bewußtlosigkeit bis zu 30 Minuten und eine Rückbildung der Folgeerscheinungen innerhalb von 30 Tagen definiert. Bei einer Bewußtlosigkeit länger als 30 Minuten und mehr oder weniger ausgeprägten Dauerfolgen wurde Grad III im Sinne eines schweren SHT angenommen. Grad I dieser Einteilung entsprach im wesentlichen der alten Commotio cerebri, Grad II einer leichten Contusio, Grad III einer schweren Contusio. Diese Einteilung nach Tönnis und Loew beinhaltete neben der Einschätzung nach Schweregraden zugleich auch eine gewisse prognostische Aussage.

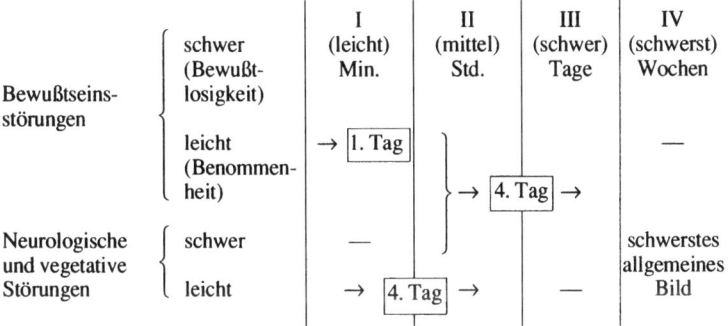

Abb. 1. Graduelle Einteilung der frischen traumatischen Hirnschäden (Aus Bues 1971). Die jeweils schwersten Erscheinungen bestimmen den Grad der Gesamtschädigung

Tabelle 1. Klassifikation gedeckter Schädelhirntraumen nach Tönnis und Loew

Grad I	mit Funktionsstörungen bis zu 4 Tagen und völliger Erholung;
Grad II	mit Funktionsstörungen bis zu 3 Wochen, wobei etwa ⅔ aller Fälle voll leistungsfähig werden;
Grad III	mit Funktionsstörungen über 3 Wochen und oft bleibenden neurologischen und psychischen Ausfällen

Verschiedene Neurochirurgen waren um eine Verbesserung der neuen Klassifikation bemüht. Zu ihnen gehörten u.a. Bues, Frowein, Herrmann und Loew [3, 4, 10, 14]. Bues entwickelte eine relativ komplizierte Einteilung (Abb.1) und fügte der Klassifikation von Tönnis und Loew einen Grad IV im Sinne eines sehr schweren SHT zu, definiert durch die

Dauer einer initialen Bewußtlosigkeit von mehr als einer Woche und stets schwere Defektsyndrome [3, 4]. Die heute übliche, auf Tönnis und Loew zurückgehende Klassifikation ist Tabelle 1 zu entnehmen. Ein Vorteil dieser Klassifikation von Tönnis und Loew liegt in der Einschätzung von Schweregraden, der Berücksichtigung funktioneller Kriterien und der Möglichkeit gewisser, wenn auch nicht eng korrelierender Aussagen zur Prognose. Das offene SHT ist in dieser Einteilung nicht gesondert berücksichtigt, morphologische Kriterien bleiben unberücksichtigt.

In der englischsprachigen Literatur wurden besonders Dauer und Schweregrad der Bewußtseinsstörung als Maßstab für die Schwere eines SHT herangezogen. Verschiedene Autoren wie Trotter [25], Russell [19], Cairns [5] und Symonds [21] sahen in der Länge der posttraumatischen (anterograden) Amnesie (PTA) einen besseren Index für die Einschätzung des Schweregrades eines SHT als die reine Dauer der Bewußtlosigkeit. Nach einer vorgeschlagenen Einteilung wurde eine PTA von weniger als einer Stunde mit einem leichten SHT gleichgesetzt, eine PTA von 1–24 Stunden mit einem mittelschweren SHT, eine PTA von 1–7 Tagen mit einem schweren SHT und schließlich eine PTA von länger als 7 Tagen mit einem sehr schweren SHT.

Cairns [5] verknüpfte die Dauer der PTA auch mit prognostischen Aussagen. Danach war bei einer PTA von 5 Minuten bis zu einer Stunde Dauer eine Wiederherstellung der Arbeitsfähigkeit nach 1–1½ Monaten zu erwarten. Bei einer PTA zwischen einer und 24 Stunden war eine Arbeitsfähigkeit nach eineinhalb bis zwei Monaten zu erwarten, bei einer PTA von 1–7 Tagen nach 2–4 Monaten, bei einer darüber hinaus dauernden PTA nach 4–8 Monaten.

Es gibt durchaus gute Argumente dafür, die PTA als einen besseren Index für den Schweregrad eines SHT zu werten als die Dauer der reinen Bewußtlosigkeit. Tatsächlich ist es ja so, daß der Patient nach der initialen Phase der Bewußtlosigkeit zunächst ein Stadium der Bewußtseinstrübung durchläuft, das dann in ein allmählich abklingendes Durchgangssyndrom übergeht (Abb. 2). Die posttraumatische oder anterograde Amnesie umfaßt einen Zeitraum, der stets länger ist als die initiale Bewußtlosigkeit und zumindest bis in die Phase des schweren bis mittelschweren Durchgangssyndroms hineinreicht. Damit wird mit der PTA auch eine posttraumatische Phase erfaßt, in der der Patient möglicherweise noch eine sogenannte Kontusionspsychose durchmacht. Bei kurzer Bewußtlosigkeit kann man davon ausgehen, daß die PTA etwa doppelt so lang anhält, bei länger dauernder Bewußtlosigkeit kann die PTA das 3 bis 5-fache

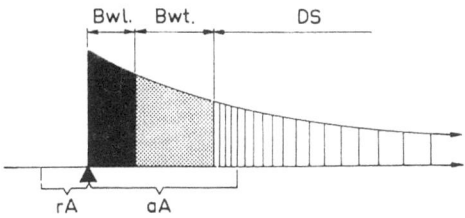

Abb. 2. Ablauf der posttraumatischen Bewußtseinsstörung. *Bwl.* = Bewußtlosigkeit; *Bwt.* = Bewußtseinstrübung; *DS* = Durchgangssyndrom; *rA* = retrograde Amnesie; *aA* = Posttraumatische (anterograde) Amnesie

betragen [14]. Das Problem liegt eigentlich nur darin, die Dauer der PTA genau zu definieren und korrekt zu erfassen. Symonds [21] räumte ein, die Länge der PTA habe unzweifelhaft einen Wert als Index für den Schweregrad des SHT und als Maß für die Prognose, aber die Zeitangabe könne doch ungenau sein und lasse sich somit nur mit Vorsicht verwerten. Demgegenüber läßt sich zweifellos die Dauer der Bewußtlosigkeit bei sorgfältiger Beobachtung präzise festlegen.

Einen weiteren Weg zur Einschätzung der Bewußtseinsstörung als Maß für den Schweregrad eines SHT bedeutete die Entwicklung der Glasgow coma scale [12, 23], die sich an den Kriterien Augenöffnung, beste verbale Reaktion und beste motorische Reaktion orientiert und insgesamt 15 mögliche Punkte vergibt (Tabelle 2). Bei schwerem Komazustand gelangt der Patient auf 3 Punkte, im günstigsten Fall auf 11–15 Punkte. Diese Skala, die völlig auf morphologische und sonstige funktionelle Kriterien verzichtet, hat den Vorteil, daß sie einfach und auch vom nichtwissenschaftlichem Personal angewendet werden kann. Andererseits muß man bedenken, daß die einmalige Anwendung dieser Skala zwar über die aktuelle Situation informiert, jedoch noch keine prognostischen Rückschlüsse erlaubt [8]. Wird die Glasgow coma scale (GCS) beispielsweise bei einem Patienten mit einem SHT im Sinne einer leichten Commotio cerebri nach alter Klassifikation etwa 10 Minuten nach dem Trauma angewendet, so mag ein Ergebnis von 4–6 Punkten herauskommen, wird der Test dann aber eine Stunde später wiederholt, wenn der Patient bereits wieder bewußtseinsklar ist, dann mag die Punktezahl bereits bei 11–15 liegen. Wird die GCS demgegenüber zwei, vier oder

Tabelle 2. Glasgow-Coma-Scale (GCS)

Augenöffnen	spontan	A 4
	auf Ansprache	3
	auf Schmerzreiz	2
	keine Reaktion	1
Motorische	befolgt Aufforderung	M 6
Reaktion	gezielte Abwehr	5
	ungezielte Abwehr	4
	tonische Beugung	3
	Streckreaktion	2
	keine Reaktion	1
Verbale	orientiert	5
Reaktion	konfuse Sätze	4
	unzusammenhängende Wörter	3
	unverständliche Laute	2
	keine Reaktion	1
	Tiefe der Bewußtseinsstörung = A+M+V = 3 bis 15	

sechs Tage nach dem Unfall angewendet und wird man dann immer noch eine sehr niedrige Punktzahl finden, so ergibt sich bereits daraus ein sehr deutlicher Hinweis auf die anhaltende Schwere des Traumas und die eher ungünstige Prognose. Der Wert der GCS liegt also vor allem in der Abschätzung der unmittelbaren Situation und in der Verlaufsdokumentation.

Die von einem internationalen Komitee erarbeitete Brüsseler Koma-Klassifikation [2] sieht analog der oben wiedergegebenen deutschen, auf Tönnis und Loew zurückgehenden Klassifikation eine Einteilung nach vier Schweregraden vor und orientiert sich ebenfalls an funktionellen Kriterien und neurologischen Befunden wie Bewußtseinsstörung, Paresen, Anfällen, Anisokorie, Streckmechanismen, Augenbewegungen, Atmung (Tabelle 3). Eine unmittelbare Korrelation mit der Prognose ist nicht gegeben, ebenfalls wird nichts über die morphologische Situation (faßbare substantielle Hirnschädigung ja oder nein) oder über die Frage offenes oder gedecktes SHT ausgesagt.

Ähnlich ist die Grady coma scale aufgebaut, die fünf Grade umfaßt und sich wiederum am Ausmaß der Bewußtseinsstörung, an neurologischen und vegetativen Befunden orientiert [5]. Ommayas Skala von 1982 [17] setzt Art und Dauer der Bewußtseinsstörung mit den morphologischen Hirnläsionen in Beziehung und ist nach sechs Schweregraden gegliedert. Die Innsbrucker Koma-Skala [1] läßt sich als eine erweiterte GCS verstehen und umfaßt 23 Variablen. Eine Übersicht über die ver-

Tabelle 3. Komaklassifikation (Brüssel)

Grad I	bewußtlos
Grad II	bewußtlos
	Paresen/Anfälle/Anisokorie
Grad III	bewußtlos
	Paresen/Anfälle/Anisokrorie
	Streckmechanismen
	Augenbewegungsstörungen
Grad IV	bewußtlos
	herabgesetzter Muskeltonus
	weite reaktionslose Pupillen
	Spontanatmung

schiedenen Koma-Skalen ist im Handbuchbeitrag von Frowein und Firsching 1990 [8] nachzulesen.

Im Hinblick auf die Prognose muß schließlich noch die Glasgow outcome scale genannt werden, die fünf Kategorien umfaßt: 1 - Tod, 2 - andauernder vegetativer Status, 3 - schwere Invalidität, 4 - mäßige Invalidität, 5 - gute Erholung [11].

Alle dargestellten Wege einer Klassifizierung des SHT haben Vor- und Nachteile. Keine der praktizierten Klassifikationen älterer oder jüngerer Provenienz ist ideal und entspricht allen Ansprüchen, die eigentlich, wie eingangs ausgeführt, von einer Klassifikation erfüllt werden sollten. Keine dieser Klassifikationen berücksichtigt im einzelnen moderne *neurophysiologische Untersuchungsmethoden* wie EEG, evozierte Potentiale, Vestibularis-Diagnostik, neuropsychologische Untersuchungsmethoden und insbesondere auch die *modernen bildgebenden Verfahren* wie Computer-Tomographie (CT) und Kernspin-Tomographie (MRT). Selbstverständlich ist zu bedenken, daß eine praktikable Klassifikation überall anwendbar sein muß, also auch in solchen Kliniken, die nicht über das volle apparative Repertoire eines Großklinikums bzw. einer hochspezialisierten neurochirurgischen und neurologischen Klinik verfügen. Deswegen kann es nicht sinnvoll sein, ausschließlich die genannten modernen Untersuchungsmethoden für eine Klassifikation heranzuziehen, die nicht überall präsent sind. Erwarten läßt sich dies freilich heute vom EEG und von zumindest einem der modernen bildgebenden Verfahren. Also bietet es sich an, diese Methoden in einer Klassifikation zu berücksichtigen, weil sie sowohl funktionelle als auch morphologische Informationen liefern und damit die herkömmlichen Kriterien der Bewußtseinsstörung, der neurologischen und vegetativen Befunde wesentlich ergänzen. Bezüglich der Bewußtseinsstörung gibt es nach dem oben Gesagten gute Gründe sowohl für eine Berücksichtigung der Dauer der reinen Bewußtlosigkeit wie auch der Dauer der PTA, so daß es sinnvoll erscheint, beide Parameter in *operationale diagnostische Kriterien* einzubauen. Prinzipiell kann hierfür auch eine Koma-Skala wie die GCS oder die Innsbruck-Skala herangezogen werden, wenn eine Skalierung jeweils 2 Stunden, einen Tag, 2 Tage und 7 Tage nach dem Trauma vorgenommen wird. Bei den unter den diagnostischen Kriterien zu berücksichtigenden neurologischen Befunden kann es sich nur um solche mit direktem zerebralem Bezug handeln, nicht um isolierte Hirnnervenausfälle wie eine Anosmie oder eine periphere Fazialis- oder Abducensparese. Während die Berücksichtigung der Bewußtseinsstörung nach Tiefe und Dauer, das EEG, die Prüfung der Kreislaufregulation funktionelle Parameter darstellen, haben die neurologischen Befunde, die Befunde bei der Liquor-Diagnostik in Form einer initialen Blutbeimengung sowie die Befunde in den bildgebenden Verfahren einen direkten morphologischen Bezug. Untersuchungsmöglichkeiten für evozierte Potentiale – von ihnen hat besonders die Untersuchung auf somatosensorisch evozierte Potentiale eine Korrelation mit der Prognose des Traumas – stehen nicht überall zur Verfügung. Die Liquoruntersuchung gehört nicht zu den routinemäßig in der posttraumatischen Phase durchgeführten Untersuchungsmethoden, kann aber im Einzelfall doch eine wichtige diagnostische Ergänzung bieten.

Bei der Einschätzung der Prognose muß berücksichtigt werden, daß hier eine erhebliche Schwankungsbreite gegeben ist, nicht zuletzt unter Berücksichtigung des Lebensalters, eventueller Komplikationen des SHT, eines Polytraumas. So läßt sich eigentlich nur unter Ausschluß derartiger Zusatzfaktoren ein genereller Trend angeben, aber keine gesetzmäßige, allgemein gültige Festlegung treffen.

In dem nachfolgenden *Vorschlag einer Klassifikation des SHT* werden sechs Schweregrade berücksichtigt, entsprechend der Ommaya-Skala und der Brüsseler Skala. Grad I betrifft ein einfaches Schädeltrauma ohne Hirnbeteiligung. Die Grade II Und III entsprechen nach der klassischen Einteilung einer leichten oder schweren Commotio ohne Dauerfolgen, die Grade IV–VI einer leichten, mittelschweren und schweren Contusio cerebri. An zweiter Stelle des Codes läßt sich mit den Buchstaben A und B festlegen, ob es sich um ein gedecktes oder offenes SHT handelt. Die Buchstaben C und D informieren darüber, ob besondere Verläufe, Früh-

Tabelle 4. Klassifikation der Schädel- und Schädel-Hirn-Traumen (SHT)

Grad	Definition (siehe auch operationale diagnostische Kriterien (Tabelle 5)
I	Schädeltrauma ohne Hirnbeteiligung (Kopfprellung, Schädelfraktur)
II	SHT mit Zeichen einer flüchtigen Hirnbeteiligung und Rückbildung von Folgeerscheinungen innerhalb von 3 Monaten
III	SHT mit länger anhaltender, aber reversibler Hirnbeteiligung und Rückbildung von Folgeerscheinungen innerhalb von 2, längstens 4 Jahren
IV	SHT mit Zeichen einer eher leichten irreversiblen, substantiellen Hirnläsion und möglichen Dauerfolgen
V	SHT mit Zeichen einer schweren irreversiblen, substantiellen Hirnläsion und zu erwartenden Dauerfolgen
VI	SHT mit Zeichen einer sehr schweren irreversiblen substantiellen Hirnläsion und zu erwartenden erheblichen Dauerfolgen

Zusatzcode	
A	gedeckt
B	offen
C	besondere Verlaufsformen, Frühkomplikationen
D	Spätkomplikationen
E	Trauma des Gesichtsschädels
F	Halswirbelsäulentrauma
G	Polytrauma

oder Spätkomplikationen vorliegen. Die Buchstaben E–G an dritter Stelle des Codes drücken aus, ob zusätzlich zu dem SHT ein Gesichtstrauma, ein Halswirbelsäulentrauma oder ein Polytrauma vorliegt (Tabelle 4).

Hat ein Patient beispielsweise nach alter Klassifikation eine frontobasale Hirnkontusion, eine Schädelbasisfraktur mit Liquorrhoe und zusätzlich ein Trauma des Gesichtsschädels erlitten, so würde die Codierung lauten: Grad IV oder V BCE. Handelt es sich um ein gedecktes Trauma mit Hirnkontusion und mit der Komplikation eines epiduralen Hämatoms, so würde codiert werden Grad IV AC.

In Tabelle 5 werden die operationalen diagnostischen Kriterien vorgestellt, die sich auf die Beurteilung der Bewußtseinslage, auf funktionelle und morphologisch orientierte Parameter einschließlich der modernen

Tabelle 5. Operationale diagnostische Kriterien der SHT

SHT Grad	Diagnostische Kriterien
I	(beide nachfolgend genannten Kriterien müssen erfüllt sein)
	1. Nachweis einer äußeren Gewalteinwirkung und/oder einer Schädelfraktur
	2. Keine Zeichen einer Hirnbeteiligung
II	(alle nachfolgend genannten Bedingungen müssen erfüllt sein)
	1. Bewußtlosigkeit $\leq 10'$ und/oder posttraumatische Amnesie $\leq 1^h$
	2. Keine initialen pathologischen Befunde bei der neurologischen Untersuchung, der Liquor-Diagnostik und in bildgebenden Verfahren wie CT/MRT
	3. Allenfalls flüchtige abnorme Befunde im EEG und/oder im vegetativen Funktionsbereich einschließlich der Kreislaufregulation mit Rückbildung in längstens 3 Wochen
III	(3 der nachfolgend genannten Bedingungen müsssen erfüllt sein)
	1. Bewußtlosigkeit $\leq 1^h$ und/oder posttraumatische Amnesie $\leq 2^h$
	2. Keine initialen pathologischen Befunde bei der neurologischen Diagnostik und der Liquor-Diagnostik
	3. Abnorme initiale Befunde im EEG und/oder im vegetativen Funktionsbreich einschließlich der Kreislaufregulation, länger als 3 Wochen anhaltend
	4. Keine oder allenfalls geringe lokale, voll reversible Befunde in bildgebenden Verfahren wie CT/MRT mit Rückbildung in längstens 7 Tagen
IV	(3 der nachfolgend genannten Bedingungen müssen erfüllt sein)
	1. Bewußtlosigkeit ≤ 1 Tag und/oder posttraumatische Amnesie ≤ 2 Tage
	2. Initiale pathologische Befunde bei der neurologischen Diagnostik und/oder Liquor-Diagnostik
	3. Abnorme initiale Befunde im EEG und/oder im vegetativen Funktionsbereich einschließlich der Kreislaufregulation, länger als 3 Wochen anhaltend.
	4. Eher geringe lokale Initialbefunde in bildgebenden Verfahren wie CT/MRT mit Übergang in geringe Dauerbefunde
V	(3 der nachfolgend genannten Bedingungen müssen erfüllt sein)
	1. Bewußtlosigkeit ≤ 1 Woche und/oder posttraumatische Amnesie 1–3 Wochen
	2. Initiale pathologische Befunde bei der neurologischen Diagnostik und/oder der Liquor-Diagnostik

Tabelle 5. (Fortsetzung)

SHT Grad	Diagnostische Kriterien
	3. Abnorme initiale Befunde im EEG und/oder im vegetativen Funktionsbereich einschließlich der Kreislaufregulation, länger als 3 Wochen anhaltend
	4. Erhebliche Initialbefunde in bildgebenden Verfahren wie CT/MRT mit Übergang in erhebliche Dauerbefunde
VI	(alle nachfolgend angeführten Bedingungen müssen erfüllt sein)
	1. Bewußtlosigkeit > 1 Woche und/oder posttraumatische Amnesie > 3 Wochen
	2. Initiale pathologische Befunde bei der neurologischen Diagnostik und/oder Liquor-Diagnostik
	3. Abnorme initiale Befunde im EEG und/oder im vegetativen Funktionsbereich einschließlich der Kreislaufregulation, länger als 3 Wochen anhaltend
	4. Erhebliche Initialbefunde in bildgebenden Verfahren wie CT/MRT mit Übergang in erhebliche Dauerbefunde

diagnostischen Methoden stützen und eine klare Zuordnung in mehr als 95 % aller Kopftraumen ermöglichen. Die Entwicklung solcher operationaler diagnostischer Kriterien, wie sie bereits in verschiedenen anderen klinischen Bereichen wie z. B. in der Psychiatrie oder bei der Klassifikation chronischer Kopfschmerzsyndrome angewendet werden, ist von großer Bedeutung für eine Vergleichbarkeit wissenschaftlicher Publikationen und für das Gutachterwesen.

Tabelle 6. Besondere Verläufe und Komplikationen

- Raumforderndes Hirnödem
- Intrazerebrales Hämatom
- Subdurales Hämatom
- Epidurales Hämatom
- Karotis-Sinus-cavernosus-Fistel
- Epileptische Manifestationen
- Liquor-Fistel
- Progredienter Hydrozephalus
- Entzündliche Komplikationen
  (Meningitis, Enzephalitis, subdurales Empyem, Hirnabszess)
- Apallisches Syndrom
- C: Manifestation in der 1. Woche nach dem Trauma
  D: Manifestation nach der 1. Woche

Tabelle 7. Prognose der SHT ohne Berücksichtigung zusätzlicher komplizierender Faktoren

Grad	Prognose
I	Vollständige Rückbildung von Folgeerscheinungen (Schmerzen) in längstens 3 Wochen
II	Eher rasche, vollständige Rückbildung des posttraumatischen Syndroms in längstens 3 Monaten
III	Eher prolongierte, vollständige Rückbildung des posttraumatischen Syndroms innerhalb von 2, längstens 4 Jahren
IV	Variabel von vollständiger Rückbildung bis zur Persistenz leichter neurologischer und/oder psychischer Funktionsstörungen bzw. eines leichten posttraumatischen Syndroms
V	Variabel von vollständiger Rückbildung bis zur Persistenz neurologischer und/oder psychischer Funktionsstörungen bzw. eines belangvollen posttraumatischen Syndroms
VI	Erhebliche neurologische und/oder psychische Dauerfolgen

Die Tabellen 6 und 7 enthalten die im Zusatzcode zu berücksichtigenden besonderen Verläufe und Komplikationen sowie die prognostischen Hinweise.

Zusammenfassung

Weder auf der nationalen noch auf der internationalen Ebene gibt es derzeit Konsens über eine Klassifikation der Schädel-Hirn-Traumen. Sowohl die herkömmliche Einteilung nach Commotio, Contusio, Compressio cerebri als auch mehr funktionell orientierte Klassifikationen sind gebräuchlich. Gleichfalls nicht einheitlich sind die für die Beurteilung herangezogenen Kriterien im Hinblick auf Schwere und Dauer der Bewußtseinsstörung. Keine der z. Zt. praktizierten Klassifikationen enthält Basisinformationen über wichtige Einzelheiten wie etwa Typ des Schädel-Hirn-Traumas (offen oder geschlossen), eventuelle Komplikationen oder auch die Befunde moderner neurophysiologischer Untersuchungsmethoden und bildgebender Verfahren. Die Forderungen, die an eine Klassifikation der Schädel-Hirn-Traumen zu richten sind, werden eingangs formuliert. Es wird eine erweiterte Klassifikation unter Einschluß operationaler diagnostischer Kriterien vorgelegt, die den genannten Ansprüchen sowohl auf wissenschaftlicher als auch auf praktischer Ebene genügen könnte.

Literatur

1. Benzer A, Mitterschiffthaler G, Prugger M, Rumpl E (1987) Innsbruck-Koma-Skala versus Glasgow Coma-Scale. Notfallmedizin 13: 41–50
2. Brishaye J, Frowein R A, Lindgren S, Loew F, Stroobandi G (1978) Report on the Meeting of the W.F.N.S. Neurotraumatology Committee, Bruessels, 19.–23. 9. 1976. Acta Neurochir 40: 181–186
3. Bues E (1961) Alte und neue Einteilungen der traumatischen Hirnschäden. Acta Neurochir (Wien) 9: 700–701
4. Bues E (1963) Längsschnittuntersuchungen und Klassifizierung gedeckter Hirntraumen. Acta Neurochir (Wien) 12: 702–716
5. Cairns H (1942) Proc Roy Soc Med 35: 299 (zit. nach Symonds 1945, 1960)
6. Fleischer A, Payne N, Tindall G (1976) Continuous monitoring of intracranial pressure in severe closed head injury without mass lesions. Surg Neurol 6: 31–34
7. Frowein R A (1976) Classification of coma. Acta Neurochir (Wien) 34: 5–10
8. Frowein R A, Firsching R (1990) Classification of head injury. In: Braakman R (ed) Handbook of clinical neurology, vol 13 (57). Elsevier, Amsterdam, pp 101–121
9. Guttmann E (1943) Lancet I: 10 (zit. nach Symonds 1945, 1960)
10. Herrmann H-D (1991) Neurotraumatologie. Edition Medizin VCH, Weinheim
11. Jennett B, Bond M (1975) Assessment of outcome after severe brain damage. A practical scale. Lancet: 480–484
12. Jennett B, Teasdale G (1977) Aspects of coma after severe head injury. Lancet: 878—881
13. Kay D W K, Kerr T A, Lassman L P (1971) Brain trauma and the postconcussional syndrome. Lancet II: 1052–1055
14. Loew F, Herrmann H-D (1966) Die Schädelhirnverletzungen. In: Bürkle de la Camp H, Schwaiger M (Hrsg) Handbuch der gesamten Unfallheilkunde, 3. Aufl, Bd II. Enke, Stuttgart, S 122–173
15. Müller G E (1975) Classification of head injuries. In: Vinken P J, Bruyn G W (eds) Handbook of clinical Neurology, Vol. 23, North Holland, Amsterdam Oxford, pp 1–22
16. Neunzig H, Kunze K (1987) Klinik und Prognose nach schwerem Schädel-Hirn-Trauma. Fortschr Neurol Psychiatr 55: 223–251
17. Ommaya A (1982) Mechanisms of cerebral concussion, contusions, and other effects of head injury. J Neurol Surgery 4: 1877–1895
18. Russell W R (1935) Amnesia following head injuries. Lancet II: 762–763
19. Russell W R (1971) The traumatic Amnesias. University Press, Oxford
20. Symonds C P (1945) Prognosis in closed head injuries. Brit Med Bull 3: 14–17
21. Symonds C P (1960) Injuries of the brain and spinal cord. Springer, New York
22. Symonds C P, Russell W R (1943) Lancet I: 7 (zit. nach Symonds 1945, 1960)
23. Teasdale G, Jennett B (1974) Assessment of coma and impaired consciousness. Lancet II: 81–84
24. Tönnis W, Loew F (1953) Einteilung der gedeckten Hirnschädigungen. Ärztl Praxis 5: 13–14
25. Trotter W (1925) An address on the management of head injuries. Lancet II: 953

Wie wirken sich Schädel-Hirn-Traumen im Kindesalter auf Verhalten und Leistungen aus?

G. Lehmkuhl, G. Seeger und W. Thoma

Einleitung und Fragestellung

Über die Schädigungsfolgen eines Schädel-Hirn-Traumas bei Kindern bestehen widersprüchliche Annahmen (Lehmkuhl 1986, Lehmkuhl und Thoma 1987, Rutter et al. 1980, Rutter 1982). Die divergierenden Ergebnisse lassen sich auf die großen methodischen Schwierigkeiten bei der Untersuchung der neuropsychologischen und psychopathologischen Folgezustände nach einer zerebralen Schädigung im Kindesalter erklären. So entstanden nach Boll (1983) eine große Anzahl von wissenschaftlich nicht haltbaren Ansichten und Generalisierungen über die Folgen von Hirnläsionen und ihre Auswirkungen auf Verhalten und kognitive Funktionen. Die so entstandenen „Mythen" betreffen folgende Bereiche:

- Personen mit einer Hirnschädigung können aufgrund von bestimmten vorhersagbaren Leistungs- und Verhaltensparametern identifiziert werden. Verschiedene Autoren glaubten nachweisen zu können, daß motorische, kognitive und emotionale Veränderungen nach Hirnschädigungen ein uniformes Bild besitzen würden (Bakwin und Bakwin 1966, Wender 1971). In der Literatur finden sich hingegen genügend Hinweise, daß eine Hirnschädigung in Abhängigkeit von der Lokalisation, Größe, Ätiologie und dem Schädigungsalter eine ganz unterschiedliche Symptomatik besitzt (Lezak 1976, Boll und Barth 1981). Diese Feststellung gilt sowohl für die Bereiche der Neuropsychologie als auch Psychopathologie. Deshalb sollte auch die Frage an eine psychometrische Untersuchung nicht lauten: liegt eine hirnorganische Schädigung vor oder nicht (Poeck 1982). Für eine solche diagnostische Zuordnung sind selbst gute Testbatterien nicht geeignet, wie Hartje und Orgass (1972), Fischer und Jacobi (1978), Hartje (1978) sowie Fähndrich et al. (1981) zeigen konnten. Nach Poeck (1982, 1983) kann deshalb eine sinnvolle diagnostische Antwort nur durch

eine mehrdimensional angelegte neuropsychologische Untersuchung erfolgen, die nachweist, in welchen Leistungen ein Patient beeinträchtigt ist oder nicht.
- Hirnschädigungen verursachen ein charakteristisches Bild der motorischen Aktivität. Weder bei nachgewiesenen angeborenen zerebralen Läsionen noch bei Kindern nach einem Schädel-Hirn-Trauma konnten gehäuft hyperaktive Symptome gefunden werden (Rutter et al. 1970, Shaffer et al. 1975, Schmidt et al. 1982). Rutter et al. (1970) beschrieben eine geringe Zunahme von Störungen der Aufmerksamkeit und motorischen Aktivität bei Kindern mit einer Hirnschädigung, die jedoch sowohl eine Verminderung als auch eine Steigerung des Antriebs umfaßte und die unabhängig war vom Zeitpunkt des Traumas, d. h. hyperkinetische Störungen fanden sich weder gehäuft bei Kindern mit angeborenen noch erworbenen zerebralen Läsionen (Graham et al. 1962, Seidel et al. 1976).
- Hirnschädigungen führen zu kognitiven Defiziten, die sich besonders bei der Untersuchung visuomotorischer Aufgaben zeigen. Graham et al. wiesen bereits 1963 nach, daß sich eine diffuse Hirnschädigung auf sämtliche kognitive Funktionen auswirken kann. Es fand sich jedoch kein charakteristisches kognitives Muster, das typisch gewesen wäre für eine angeborene bzw. erworbene Hirnschädigung (Boll 1974, Klonoff und Paris 1974, Reitan 1974, Klonoff et al. 1977). Während visuomotorische Aufgaben z.T. schlechter ausgeführt werden sollen, wurden Gedächtnisleistungen noch nicht systematisch untersucht (Chadwick 1985).
- Hirnschädigungen führen vermehrt zu Verhaltensauffälligkeiten, die einem spezifischen Muster entsprechen. Die Ergebnisse hierzu faßt Rutter (1977) folgendermaßen zusammen: Kinder mit Hirnläsionen zeigen eine große Vielfalt von Symptomen. Es existieren jedoch hierbei keine charakteristischen Verhaltensweisen. Symptome von Kindern mit Hirnschädigungen, die sowohl angeboren als auch erworben sein können, entsprechen dabei denjenigen von psychiatrisch erkrankten Kindern ohne Hirnschädigung. Generell stellt Rutter (1977) fest, daß die Häufigkeit, psychiatrisch zu erkranken, bei Kindern mit einer nachgewiesenen Hirnschädigung deutlich erhöht ist, wobei das Muster der Verhaltensstörungen keinen Hinweis auf eine spezifische Persönlichkeitsstruktur zuläßt. Jedoch wurden auch über spezifische Verhaltensveränderungen bei einer kleinen Gruppe mit besonders schweren Schädel-Hirn-Traumen berichtet (Arbus et al. 1969, Brown et al. 1981).

Die neuropsychologische Untersuchung der Folgen von Schädel-Hirn-Traumen im Kindesalter muß die dargelegten theoretischen und methodischen Schwierigkeiten berücksichtigen, um Ergebnisse zu erhalten, die über die dargestellten „Mythen" hinausreichen.

Wie lassen sich die z.t. widersprüchlichen Ergebnisse über die Spätfolgen von Schädel-Hirn-Traumen im Kindesalter erklären? Die meisten Studien sind hinsichtlich wichtiger Variablen wie Schweregrad der Läsion, Alter bei der Schädigung, Abstand zwischen Trauma und Untersuchung nicht miteinander vergleichbar. Darüber hinaus differieren die angewandten neuropsychologischen Verfahren beträchtlich und umfassen selten das gesamte Leistungsspektrum, so daß spezifische Teilleistungen oft nicht festgestellt werden konnten. Aufgrund der Ergebnisse prospektiver Untersuchungen von Rutter et al. (1 980), Chadwick et al. (1981 a, b, c), Shaffer et al. (1975, 1980) sowie Remschmidt und Stutte (1980) kontrollierten wir in unserer eigenen empirischen Untersuchung den Einfluß folgender Faktoren auf die langfristigen Folgen von Schädel-Hirn-Traumen im Kindes- und Jugendalter:

– Schwere des Traumas,
– Abstand zwischen Trauma und Untersuchung,
– Alter des Kindes beim Trauma,
– Lokalisation der zerebralen Schädigung,
– neurologische Ausfälle,
– psychosoziale Bedingungen.

Methodik

Untersuchungsstichprobe und -design

Das Untersuchungsdesign berücksichtigt mehrere im Querschnitt erfaßte Patientengruppen, bei denen das Trauma in einem unterschiedlichen Lebensalter eingetreten ist (Tabelle 1). Jeweils 15 Kinder sind beim Unfall 3–6, 8–10 bzw. 12–14 Jahre alt. Das Untersuchungsalter beträgt für alle Gruppen 12–14 Jahre, bei den 12–14jährigen sollte das Trauma mindestens 9 Monate zurückliegen, um nicht die akuten Folgen zu erfassen, sondern einen bereits weitgehend stabilisierten Zustand. Die Bewußtlosigkeitsdauer als Indikator für den Schweregrad der Hirnschädigung muß mehr als 24 Stunden betragen haben, entsprechend den Schwegra-

Tabelle 1. Stichprobenbeschreibung

	Alter beim Schädel-Hirn-Trauma (in Jahren)		
	3–6	8–10	12–14
Alter bei Untersuchung (Mon.,x)	152	162	157
Alter beim Trauma (Mon.,x)	67	109	147
Abstand von Trauma (Mon.,x)	85	53	10
Bewußtlosigkeitsdauer (Std., x)	347	307	360

den III und IV nach Tönnis und Loew (1953) bzw. V und VI nach der Klassifikation von Lange-Cosack und Tepfer (1973). Bei diesen Traumaschweregraden sind häufig Restsymptome sowie neuropsychologische und psychopathologische Ausfälle vorhanden (Tabelle 2). Die Gruppen sind hinsichtlich Bewußtlosigkeitsdauer, Untersuchungsalter, Geschlecht und psychosozialer Belastung parallelisiert. Patienten, bei denen anamnestische Hinweise für eine prätraumatische zerebrale Schädigung bestehen, wurden nicht in die Untersuchung einbezogen. Um Selektionseffekte auszuschalten, wurden die Krankenblattarchive der Kliniken in Aachen und Mannheim/Ludwigshafen/Heidelberg systematisch durchgesehen, in die Kinder nach einem Unfall eingewiesen werden. Nur diejenigen Patienten wurden in die Studie aufgenommen, bei denen die Angaben über das Trauma und den posttraumatischen Verlauf ausreichend genau erhoben wurden können. Darüber hinaus wurden die in einem bestimmten Zeitraum behandelten Kinder in den Rehabilitationskliniken Gailingen, Neckargemünd und Schömberg in die Studie einbezogen, wenn sie unseren Kriterien entsprechen. Die Verweigerquote liegt unter 10 %. Die Kontrollgruppe umfaßt insgesamt 30 Kinder, bei denen sich weder Hinweise auf prä-, peri- und postpartale Risiken noch auf

Tabelle 2. Bewußtlosigkeitsdauer (Schweregrad der Hirnschädigung)

Alter beim Trauma in Jahren	n	Anzahl der Patienten mit einer Bewußtlosigkeit von			
		1–3 Tagen	4–7 Tagen	1–3 Wochen	>3 Wochen
3–6	15	3	3	6	3
8–10	15	2	5	5	3
12–14	15	1	2	8	4
Anzahl	45	6	10	19	10

spätere zentralnervöse Erkrankungen ergeben. Die Kontrollgruppe ist hinsichtlich Alter, Geschlecht und psychosozialer Belastung mit den traumatisierten Kindern vergleichbar.

Untersuchungsverfahren

Psychopathologischer Befund

Die psychopathologische Symptomatik wird mit einem hochstrukturierten Interview zur Befragung des Kindes bzw. seiner Eltern erhoben. Die Interviews gehen auf die von Poustka et al. (1977) in Anlehnung an Graham und Rutter (1968) sowie Rutter und Graham (1968) entwickelten Instrumente zurück, die auch bereits in einer epidemiologischen Studie angewandt wurden. Anschließend wird eine diagnostische Zuordnung nach dem multiaxialen Klassifikationsschema von Rutter, Shaffer und Sturge und eine Schweregradeinteilung der Symptomatik durch 3 Rater vorgenommen.

Die Eltern sollen das Verhalten ihres Kindes in folgenden Fragebögen einschätzen:

- Conners-Rating-Scale zur Erfassung von hyperaktivem Verhalten,
- Fragebogen zur Erfassung von Verhaltensmerkmalen des „hirnorganischen Syndroms".

Neuropsychologische Leistungen

Die angewandte neuropsychologische Testbatterie folgt einem multidimensionalen Konzept für die Psychodiagnostik von Hirnschädigungen. Es wurden Verfahren ausgewählt, die Leistungsänderungen ebenso wie die erhaltenen Leistungen zerebral-geschädigter Patienten detailliert und zuverlässig erfassen, um Zusammenhänge zwischen zerebralen Prozessen und dem beobachtbaren Verhalten zu analysieren.

Die neuropsychologische Testbatterie umfaßt deshalb jeweils mehrere Verfahren für:
- sprachliche Fähigkeiten
- Gestik, Mimik
- Senso- und Visuomotorik

- räumliche Vorstellung und Wahrnehmung
- Merkfähigkeit und Konzentration
- kognitives Entwicklungsniveau und schlußfolgerndes Denken
- kognitive Stile
- Aufgaben zur Einschätzung komplexer sozialer Situationen (Rollenübernahme nach Flavell sowie Selman, rekursives Denken).

Neben einer neurologischen Untersuchung werden bei allen Patienten EEG- und CT-Ableitungen ausgewertet.

Ergebnisse

Neurologischer Befund, EEG- und CT-Befunde

In Tabelle 3 sind die noch bestehenden Auffälligkeiten im neurologischen Untersuchungsbefund sowie EEG- und CT-Veränderungen dargestellt (Tabelle 3). Bei fast allen Patienten bestehen noch ausgeprägte neurologische Ausfälle in Form von Reflexdifferenzen, Paresen, Ataxie sowie Hirnnervenausfällen. Bei ca. 90 % der Kinder ist ein pathologischer CT-Befund in Form von einer Innen- bzw. Außenatrophie vorhanden. In den EEG-Ableitungen weisen ⅔ der Kinder noch hypersynchrone Aktivitäten auf. Ein Herdbefund ist bei den länger zurückliegenden Traumen bei ⅓ der Patienten vorhanden, hingegen bei ⅔ der Kinder, bei denen das Trauma erst ein Jahr zurückliegt.

Tabelle 3. Neurologischer Untersuchungsbefund sowie EEG- und CT-Ergebnisse

	Alter beim Schädel-Hirn-Trauma in Jahren		
	3–6 (n=15)	8–10 (n=15)	12–14 (n=15)
Neurologische Auffälligkeiten (Parese, Reflexdifferenzen, Ataxie, Hirnnervenausfälle)	12	13	11
EEG			
Herdbefund	5	7	11
Hypersynchrone Aktivität	9	9	11
CT			
Pathologischer Befund	12	12	11
Lokalisation links	4	4	5
Lokalisation rechts	4	3	3
Lokalisation beidseitig	4	5	5

Verhaltensänderungen

Psychopathologisch relevante Symptome werden bei 68 % der hirnverletzten Kinder festgestellt. In der Kontrollgruppe beträgt der Anteil 13 %. Bei den Patienten mit einem im Mittel nur 10 Monate zurückliegenden Trauma sind psychiatrische Störungen signifikant häufiger vorhanden als in den beiden anderen Gruppen mit einer früher aufgetretenen Läsion. Ein vergleichbar schweres Trauma im Alter von 3–6 bzw. 8–10 Jahren führt zu einem gleichhohen Risiko psychiatrisch zu erkranken, d. h. Vorschulkinder besitzen keine schlechtere Prognose.

Die Daten lassen sich dahingehend zusammenfassen, daß bei den von uns untersuchten Patienten dem Alter beim Trauma für die psychiatrische Auffälligkeit kein signfikanter Einfluß zukommt, jedoch in relativ enger zeitlicher Nähe zur Schädigung psychiatrische Symptome am ausgeprägtesten sind. Dieser Effekt zeigt sich auch bei der diagnostischen Zuordnung der Verhaltensauffälligkeiten: Während in der Gruppe mit einem kurz zurückliegenden Trauma überwiegend ein postkontusionelles Syndrom festgestellt wird, treten bei den anderen Kindern ganz unterschiedliche Verhaltensauffälligkeiten wie emotionale, neurotische oder soziale Störungen ohne eine bestimmte Häufung auf.

Leistungsveränderungen

Bei fast allen der von uns untersuchten neuropsychologischen Variablen sind signifikante Unterschiede zwischen den hirntraumatisierten Kindern und der Kontrollgruppe vorhanden. Das Alter bei der Schädigung besitzt keinen Einfluß auf das kognitive Leistungsprofil. Ebenso wie bei Remschmidt und Stutte (1980) können wir relativ stabile von vulnerablen Bereichen unterscheiden: Verbale Fähigkeiten erweisen sich als weniger stark betroffen als visuelle Funktionen, ebenso wie Merkfähigkeit und komplexe kognitive Aufgaben unter Zeitdruck. Auch wenn sich keine typischen neuropsychologischen Ausfälle in Abhängigkeit vom Schädigungsalter nachweisen lassen, sind im Einzelfall spezifische Leistungsprofile vorhanden, die sich in gruppenstatistischen Verfahren aufheben.

Der Einfluß verschiedener Variablen auf die neuropsychologischen Leistungen soll an einigen Testergebnissen exemplarisch dargestellt werden (Tabelle 4).

Tabelle 4. Neuropsychologische Ergebnisse in Abhängigkeit vom Schädigungsalter

	Alter bei Schädel-Hirn-Traumen (in Jahren)			
	3–6	8–10	12–14	Kontrollgruppe (KG)
IQ (CFT 20)	85,1	88,7	95,9	98,4
Konzentration (D2)	90,1	88,2	94,2	103,9
Verbale Merkfähigkeit	61,6	58,5	63,1	72,3
Visuelle Merkfähigkeit	27,7	24,2	26,9	35,3
KG vs. SHT				

$p < 0.05$

Mit der Bewußtlosigkeitsdauer korrelieren vor allem sprachliche und visuomotorische Leistungen sowie Aufgaben zur Überprüfung der Merkfähigkeit. Werden die neuropsychologischen Parameter mit den CT-Befunden in Zusammenhang gebracht, dann zeigt sich kein spezifischer Unterschied in den Leistungen bei Patienten mit einer links- bzw. rechtshemisphärischen Läsion. Kinder mit neurologischen Ausfällen erzielen signifikant schlechtere Leistungen als neurologisch unauffällige Probanden (Tabelle 5).

Tabelle 5. Beziehung zwischen neurologischer Symptomatik und kognitiver Leistungsfähigkeit

	Neurologischer Befund		
	Unauffällig	Auffällig	p
IQ (CFT 20)	97,1	82,5	0.006
Konzentration (D2)	92,1	88,9	0.5
Verbale Merkfähigkeit	65,4	54,6	0.03
Visuelle Merkfähigkeit	35,6	18,1	0.001

Familiäre und soziale Faktoren

Der Einfluß der soziofamiliären Belastung wurde mit dem Family-Adversity-Index quantifiziert. Dieses von Rutter und Quinton (1970) entwickelte und auf deutsche Verhältnisse von Voll et al. (1982) adaptierte Verfahren erfaßt anhand von 6 Variablen sozialwidrige Umstände. Eine Beziehung zwischen einem erhöhten sozialen Risiko und dem späteren Auftreten einer psychiatrischen Erkrankung läßt sich für die Gesamtstichprobe

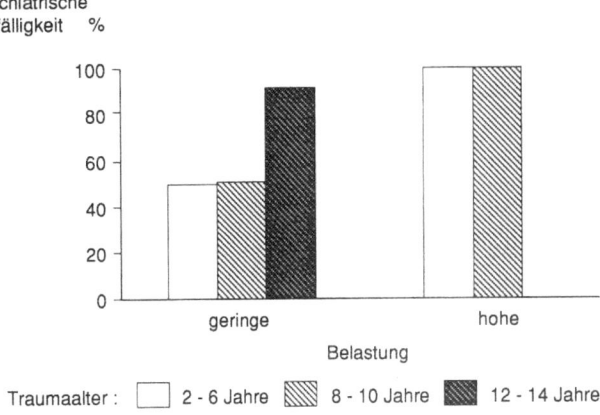

Abb. 1. Beziehung der psychiatrischen Auffälligkeit und dem Schädigungszeitpunkt (Traumaalter)

der hirngeschädigten Kinder nicht feststellen. Wird dieser Zusammenhang jedoch in Abhängigkeit vom Schädigungsalter untersucht, dann findet sich für die zwischen dem 3. und 6. und 8. bis 10. Lebensjahr verletzten Kinder ein signifikantes Ergebnis ($p < 0.04$), hingegen nicht für die Gruppe mit einem im Mittel erst 10 Monate zurückliegenden Trauma. Hieraus läßt sich ableiten, daß bei einer noch relativ frischen Hirnverletzung organische Faktoren die Bedeutung psychosozialer Belastungen für das Verhalten überdecken. Mit zunehmendem zeitlichen Abstand vom Schädel-Hirn-Trauma kommt den psychosozialen Bedingungen eine größere Bedeutung für das Auftreten von Verhaltensauffälligkeiten zu (Abb. 1).

Bei den kognitiven Leistungen ergibt sich lediglich eine Beziehung zwischen soziofamiliärer Belastung und Intelligenz ($r = 0{,}36$, $p < 0.05$).

Die Einstellung der Eltern gegenüber ihren hirntraumatisierten Kindern verändert sich deutlich. Im Vergleich zu Familien, in denen ein Kind eine Commotio cerebri erlitten hat, berichten die Eltern der schwerverletzten Kinder signifikant häufiger über ausgeprägte Ängste und Furcht vor schlechten Leistungen. Die von ihnen erlebte größere Verbundenheit zum Kind und die stärkere Verwöhnung weisen auf eine engere, symbiotische Beziehungsstruktur hin. Die betroffenen Kinder selbst erleben gegenüber Patienten mit Commotio cerebri signifikant häufiger Schulschwierigkeiten und Kontaktstörungen, wobei der elterliche Erziehungsstil von ihnen als sehr kontrollierend wahrgenommen wird (Tabelle 6, 7).

Tabelle 6. Intrafamiliäre Reaktionen auf das Schädel-Hirn-Trauma (Eltern-Interview)

	Alter bei Schädel-Hirn-Trauma (in Jahren)		
	2–6	8–10	12–14
Ausgeprägte Angst um das Kind*	12	12	13
Furcht vor schlechten Leistungen*	9	8	12
Unfall ist häufiges Thema in der Familie	11	10	14
Starke Schuldgefühle	5	4	3
Häufige Ehekonflikte	1	2	0
Größere Verbundenheit zum Kind*	7	9	11
Schlechterer Kontakt zum Kind*	4	0	0
Stärkere Verwöhnung*	12	13	13

* $p < .001$

Tabelle 7. Selbsteinschätzung der Kinder über Veränderungen nach dem Schädel-Hirn-Trauma (Kinder-Fragebogen)

	Alter beim Schädel-Hirn-Trauma		
	2–6	8–10	12–14
Schulschwierigkeiten*	5	13	11
Schulangst	4	2	4
Kontaktschwierigkeiten mit Klassenkameraden	2	7	4
Stärkere elterliche Kontrolle*	8	10	9
Enttäuschung der Eltern wegen schlechterer Leistungen	2	3	3
Veränderte Spielgewohnheiten	5	4	2

* $p < .001$

Intervenierende Variablen: Aphasie und Epilepsie

Bei 20 Kindern trat nach dem Schädel-Hirn-Trauma eine Aphasie auf. Ihre sprachlichen und nichtsprachlichen kognitiven Funktionen wurden mit den Ergebnissen von 24 Kindern verglichen, bei denen nach einem vergleichbar schwerem Trauma keine Aphasie aufgetreten war. Bei einer posttraumatischen Aphasie waren die späteren Leistungen u.a. im Token-Test, in der Rechtschreibung und Lesefähigkeit gegenüber der hirngeschädigten Gruppe ohne Aphasie signifikant schlechter (Thoma und Lehmkuhl 1988). Das psychiatrische Erkrankungsrisiko war hingegen durch das frühere Vorhandensein einer Aphasie nicht erhöht. Es bestanden keine Beziehungen zwischen einer posttraumatisch aufgetretenen

Aphasie und einer späteren spezifischen psychiatrischen Diagnose (Lehmkuhl et al. 1986). Über die Auswirkungen einer Epilepsie auf Leistung und Verhalten bestehen divergierende Ansichten (Spreen et al. 1984). Die meisten Autoren weisen darauf hin, daß das Ausmaß der Hirnschädigung für die weitere Entwicklung entscheidend ist und nicht allein das Auftreten einer Epilepsie. Bei 6 der von uns untersuchten Kindern war eine posttraumatische Epilepsie aufgetreten. Vom Anfallstyp handelt es sich um Grand mal-Anfälle, die im Untersuchungsjahr ein- bis zweimal aufgetreten waren. Der Vergleich der neuropsychologischen Leistungen von Patienten mit posttraumatischer Epilepsie und der Kontrollgruppe ergibt im Bereich Intelligenz und Konzentration keine Unterschiede, während die Epilepsie-Patienten in der verbalen und visuellen Merkfähigkeit im Trend schlechter abschnitten. Das Anfallsleiden besaß keinen spezifischen Einfluß auf das Auftreten psychiatrischer Störungen (Lehmkuhl und Thoma 1992).

Diskussion

Die eingangs dargestellten vereinfachenden Erklärungen über die Auswirkungen von Hirnschädigungen im Kindesalter, die von Boll (1983) als „Mythen" bezeichnet wurden, lassen sich durch unsere Ergebnisse z.T. wie folgt entkräften:

– Hinweise für ein uniformes Bild der kognitiven und emotionalen Veränderungen nach einem Schädel-Hirn-Trauma fanden sich nicht.
– Hyperaktive oder hypoaktive Störungen waren nicht überzufällig bei den schwer geschädigten Patienten vorhanden.
– Die von Rutter (1977, 1981) beschriebene Vielfalt von Verhaltensauffälligkeiten nach einer Hirnschädigung wird auch durch die vorliegenden Daten bestätigt.

Die Folgezustände einer zerebralen Schädigung sind vor allem von deren Schweregrad abhängig. Während bei den neuropsychologischen Leistungen dem Abstand vom Trauma sowie dem Schädigungsalter keine Bedeutung zukommen, gilt dies nicht für die Verhaltensänderungen. Variablen wie neurologische Symptomatik und psychosoziale Bedingungen sind in ihrem Einfluß auf die weitere emotionale und kognitive Entwicklung des Kindes zu berücksichtigen, d.h. sie stellen neben der Traumaschwere Prädiktoren für bestimmte Folgezustände dar.

In Übereinstimmung mit der Literatur (Brown et al. 1981, Rutter et al. 1980, Rutter 1981) zeigt sich, daß die neuropsychologischen Ausfälle sich innerhalb elnes ¾ Jahres weitgehend zurückgebildet haben, während sich über diesen Zeitraum hinaus bei den meisten Kindern Verhaltensauffälligkeiten nachweisen lassen, die sich z.T. auch in einem großen zeitlichen Abstand vom Trauma manifestieren können (Chadwick 1985).

Hinweise für ein uniformes Bild der kognitiven und emotionalen Veränderungen nach einem Schädel-Hirn-Trauma finden sich nicht. Hirnorganische Psychosyndrome treten vor allem in zeitlicher Nähe zum Trauma auf, wobei diese Diagnose durch eine Überlappung von neuropsychologischen und psychopathologischen Veränderungen bedingt ist, nicht einheitlich erscheint und Patienten mit sehr unterschiedlichen Störungen zusammenfaßt (Lehmkuhl u. Thoma 1989).

Im Vergleich zu den Untersuchungen von Lange-Cosack et al. (1973, 1979) fehlen in unserer Stichprobe Patienten, bei denen das schwere Schädel-Hirn-Trauma bereits zwischen dem 1. und 3. Lebensjahr aufgetreten ist. In diesem Alter soll es vermehrt zu ausgeprägten Defektzuständen kommen, jedoch wurde der Einfluß psychosozialer Faktoren bisher nur ungenügend beachtet. Hauptursache des zerebralen Traumas ist in dieser Altersgruppe eine Mißhandlung, d.h. es kommen neben den organischen Ursachen schlechte familiäre Bedingungen mit ihren negativen Auswirkungen auf die weitere Entwicklung dieser Patienten hinzu. Die Ergebnisse legen folgendes Modell über die Folgen eines Schädel-Hirn-Traumas im Kindesalter nahe: initial ist, weitgehend unabhängig vom Schädigungsalter, die Traumaschwere der entscheidende Faktor für die weitere Entwicklung. Diese entsprechend dem Schweregrad unterschiedlich ausgeprägte hirnorganisch bedingte Ausgangssituation wirkt sich sowohl auf den neuropsychologischen als auch die psychopathologischen Folgezustände aus. Im weiteren zeitlichen Verlauf kommt es zu einer unterschiedlich raschen Rückbildung: während die neuropsychologischen Ausfälle ungefähr nach einem Jahr weitgehend ihren endgültigen Rückbildungsgrad erreicht haben, bestehen über diesen Zeitraum hinaus noch häufig Verhaltensauffälligkeiten, die sich auch erst nach einem längeren zeitlichen Abstand vom Unfallereignis manifestieren und dennoch auf diese Ursache zurückgeführt werden können (Chadwick 1985). Hierbei wird die psychopathologische Symptomatik von psychosozialen Belastungsfaktoren, aber auch von neuropsychologischen Ausfällen, vor allem im visuellen Bereich, mit beeinflußt.

Die Ergebnisse zeigen, daß es „die" Folgen einer Hirnschädigung weder für den neuropsychologischen noch für den psychopathologischen Bereich gibt. Sie sollten uns ermutigen, von der festen Vorstellung einer „hirnorganischen Wesensänderung" Abschied zu nehmen, um den Einfluß wichtiger weiterer Parameter wie z. B. psychosozialer Belastung, neurologischer Symptomatik, kognitiver Leistungen auf das Verhalten differenzierter zu erfassen und hierdurch effektivere therapeutische Strategien zu entwickeln, die sich auf eine dynamische Betrachtungsweise hirnorganischer Symptome beziehen (Lehmkuhl und Thoma 1989, Ylisaker 1985).

Literatur

Arbus L, Moron P, Lazorthes Y, Luxey C (1969) Séquelles neuropsychiques des traumatismes craniens de l'énfant. Neurochirurgie 15:27–34

Bakwin H, Bakwin RM (1966) Clinical management of behavior disorders in children. Saunders, Philadelphia

Boll TJ (1974) Behavioral correlates of cerebral damage in children aged 9–14. In: Reitan MR, Davison LA (eds) Clinical neuropsychology. Winston & Sons, Washington

Boll TJ (1983) Neuropsychological assessment of the child: Myths, current status, and future prospects. In: Walker EC, Roberts MC (eds) Handbook of clinical child psychology. Wiley, New York

Boll TJ, Barth J (1981) Neuropsychology of brain damage in children. In: Filskov SB, Boll TJ (eds) Handbook of clinical neuropsychology. Wiley, Now York

Brown G, Chadwick 0, Shaffer D, Rutter M, Traub M (1981) A prospective study of children with head injuries: III Psychiatric sequelae. Psychol Med 11:63–78

Chadwick 0 (1985) Psychological sequelae of head injury in children. Develop Med Child Neurol 27:72–76

Chadwick 0, Rutter M, Thompson J, Shaffer D (1981 a) Intellectual performance and reading skills after localized head injury in childhood. J Child Psychol Psychiat 22:117–139

Chadwick 0, Rutter M, Shaffer D, Shrout P (1981 b) A prospective study of children with head injuries: IV Specific cognitive deficits. J Clin Neuropsychol 3:101–120

Chadwick 0, Rutter M, Brown G, Shaffer D, Traub M (1981 c) A prospective study of children with head injuries: II Cognitive sequelae. Psychol Med 11:49–61

Fähndrich E, Gebhardt R, Neumann H (1981) Zum Problem der Diagnosensicherung des hirnorganischen Psychosyndroms. Arch Psychiatr Nervenkr 229:239–248

Fischer PA, Jacobi P (1978) Diagnostik hirnorganischer Störungen. In: Pongratz L, Wewetzer KH (Hrsg) Handbuch der klinischen Psychologie, Bd 8, 2,Hb. Hogrefe, Göttingen

Graham FK, Erhardt CB, Thurston D, Craft M (1962) Development three years after perinatal anoxia and other potentially damaging newborn expedences. Psychol Monogr 76

Graham FK, Erhardt CB, Craft M, Berman PW (1963) Brain injury in the preschool child: Some developmental considerations. Psychol Monogr 77

Graham P, Rutter M (1968) The reliability and validity of the psychiatric assessment of the child. Br J Psychiatry 14:581–592

Hartje W (1978) Entwicklung und Erprobung einer Testbatterie zur neuropsychologischen Diagnostik hirnorganisch bedingter Leistungsstörungen. Habilitationsschrift, Universität Aachen

Hartje W, Orgass B (1972) Die diagnostische Effizienz von drei psychologischen Verfahren zur Auslese hirngeschädigter Patienten. Arch Psychiatr Nervenkr 216:172–187

Klonoff H, Paris R (1974 b) Immediate short-term, and residual effects of acute head injuries in children: Neuropsychological and neurological correlates. In: Reitan RM, Davidson CA (eds) Clinical neuropsychology. Halstead, Now York

Klonoff H, Low MD, Clark C (1977) Head injuries in children: a prospective five year follow-up. J Neurol Neurosurg Psychiatry 40:1211–1219

Lange-Cosack H, Tepfer G (1973) Das Hirntrauma im Kindes- und Jugendalter. Springer, Berlin Heidelberg New York

Lehmkuhl G (1986) Kognitive neuropsychologische, psychopathologische und klinische Befunde bei 12- bis 14jährigen Kindern nach unterschiedlich schweren und lang zurückliegenden Schädel-Hirn-Traumen. Habilitationsschrift, Universität Heidelberg

Lehmkuhl G, Thoma W (1987) Langfristige Verhaltens- und Leistungsänderungen nach einem Schädel-Hirn-Trauma im Kindesalter. Monatsschr Kinderheilkd 135:402–406

Lehmkuhl G, Thoma W (1989) Gibt es ein spezifisches hirnorganisches Psychodrom nach Schädel-Hirn-Trauma im Kindes- und Jugendalter? Nervenarzt 60:106–114

Lehmkuhl G, Thoma W (1992) Neuropsychologische Defizite bei Kindern nach einem Schädel-Hirn-Trauma in Abhängigkeit vom Auftreten einer Epilepsie. In: Kohlmeyer K (Hrsg) Berichte der Jahrestagung der Deutschen Gesellschaft für Neurotraumatologie und Klinische Neuropsychologie, i.E.

Lehmkuhl G, Thoma W, Kotlarek F (1986) Psychopathologische Auffälligkeiten von Kindern nach einem schweren Schädel-Hirn-Trauma. In: Neuhäuser G (Hrsg) Entwicklungsstörungen des Zentralnervensystems. Kohlhammer, Stuttgart

Lezak MD (1976) Neuropsychological assessment. Oxford University Press, New York

Poeck K (1982) Das sogenannte psychoorganische Syndrom, „hirnlokales Psychosyndrom" „endokrines Psychosyndrom". In: Poeck K (Hrsg) Klinische Neuropsychologie. Thieme, Stuttgart

Poeck K (1983) Neurologische und neuropsychologische Aspekte der Hirnleistungsinsuffzienz. Therapiewoche 33:1540–1549

Poustka F, Schwarzbach H, Hennicke K (1977) Mannheimer epidemiologisches Elterninterview/Kinderinterview. Unveröff Manuskript, Mannheim

Reitan RM (1974) Psychological effects of cerebral lesions in children of early school age. In: Reitan R Davison LA (eds) Clinical neuropsychology. Winston & Sons, Washington

Remschmidt H, Stutte H (1980) Neuropsychiatrische Folgen nach Schädel-Hirn-Traumen bei Kindern und Jugendlichen. Huber, Bern

Rutter M (1977) Brain damage syndromes in childhood: Concepts and findings. J Child Psychol Psychiatry 18:1–21

Rutter M (1981) Psychological sequelea of brain damage in children. Am J Pychiatry 138:1533–1544

Rutter M (1982) Devolopmental neuropsychiatry: concepts, issues problems. J Clin Neuropsychol 4:91–115

Rutter M (1982) Developmental neuropsychiatry: Concepts, issues problems. J Clin Neuropsychol 4:91–115

Rutter M, Graham P (1968) The reliability and validity of the psychiatrlc assesment of the child. Br J Psychiatry 14:563–579

Rutter M, Graham P, Yule W (1970) A neuropsychiatric study in childhood. Clin Developm Med 35/36

Rutter M, Chadwick 0, Shaffer D, Brown G (1980) A prospective study of children with head injuries. I. Design and methods. Psychol Med 10:633–645

Schmidt MH, Esser G, Allehoff WH, Geisel B, Laucht M, Voll R (1982) Bedeutung zerebraler Dysfunktion bei Achtjährigen. Z Kinder Jugendpsychiatry 10:365–377

Seidel M, Chadwick Ci, Rutter M (1975) Psychological disorders in crippled children. A comparative study of children with and without brain damage. Development Med Child Neurol. 17:663–673

Shaffer D, Chadwick 0, Rutter M (1975) Psychiatric outcome of localized head injury in children. Ciba Foundation Symposium, Elsevier, Amsterdam

Shaffer D, Bijur P, Chadwick 0, Rutter M (1980) Head lnjury later reading disability. J M Acad Child Psychiatry 19:592–610

Spreen 0, Tupper D, Reisser A, Tuokko H, Edgell D (1984) Human devolopmental neuropsychology. Oxford University Press, New York

Thoma W, Lehmkuhl G (1988) Katamnestische Untersuchungen bei Kindem mit einer erworbenen Aphasie. Sprache Stimme Gehör 3:97–102

Tönnis W, Loew F (1953) Einteilung der gedeckten Hirnschädigungen. Ärztl Praxis 5:13–14

Voll R, Allehoff WH, Esser, G, Poustka F, Schmidt MH (1982) Widrige fämiliäre und soziale Bedingungen und psychiatrische Auffälligkeiten bei Achtjährigen. Z Kinder/Jugendpsychiatr 10:100–109

Wender PH (1971) Minimal brain dysfunction in children. Wiley, New York

Ylisaker M (1985) Head injury rehabilitation. Children and adolescents. Taylor & Francis, London

Strategie der apparativen Diagnostik bei posttraumatischer Bewußtlosigkeit

F. K. Albert

Die ätiologische Bandbreite der posttraumatischen *Bewußtlosigkeit* reicht von der einfachen „Commotio cerebri" über die prognostisch vieldeutige Hirn-Kontusion bis hin zu unmittelbar lebensbedrohlichen Zuständen infolge eines raumfordernden Hämatoms oder einer akuten posttraumatischen Hirnschwellung. Daneben sind andere, primär nicht-zerebrale Ursachen der Bewußtlosigkeit zu berücksichtigen.

Der mit dieser Situation konfrontierte Arzt muß rasch und zielgerichtet die erforderliche differentialdiagnostische Abklärung einleiten, um vital gefährdete Patienten innerhalb der entscheidenden ersten Stunde einer notwendigen Operation oder intensivmedizinischen Behandlung zuführen zu können. Hierbei wird er sich vor allem der apparativen radiologischen bzw. neuroradiologischen Diagnostik bedienen.

Deren sinnvoller Einsatz macht eine möglichst klare Strategie des diagnostischen Vorgehens erforderlich, da Situationen sehr unterschiedlicher Dringlichkeit und Komplexität vorliegen können. Dies soll im vorliegenden Beitrag erörtert werden. Dabei wird zu zeigen sein, daß die apparative Diagnostik sich ganz wesentlich auf die klinische Untersuchung zu stützen hat und daß unmittelbar mit den Überlegungen zum diagnostischen Procedere auch die übergeordnete Organisation in der Akutversorgung dieser Patienten zu berücksichtigen ist, also zum Beispiel die Entscheidung über eine stationäre Aufnahme und Überwachung bzw. die Verlegung in ein neurotraumatologisches Zentrum. Schließlich muß auch noch in jedem einzelnen Fall die außerordentlich wichtige Frage geprüft werden, ob ein Polytrauma vorliegen könnte, welches besondere diagnostische und therapeutische Prioritäten setzen würde.

Schädel-Hirn-Trauma?

Bei der ersten Beurteilung eines bewußtlosen Patienten nach einem Trauma gleich welcher Art erhebt sich zunächst die grundsätzliche Frage: *SHT ja oder nein?* – d. h., liegt die Ursache des Bewußtseinsverlusts in einer direkten Gewalteinwirkung auf das Gehirn oder nicht, wobei Art und Ausmaß der Läsion, also kommotionell, kontusionell oder z. B. Hämatom-bedingt, zunächst noch unberücksichtigt bleiben.

Hier kann die sorgfältige Untersuchung des Schädels auf das Vorhandensein *äußerer Verletzungszeichen* (Prellmarke, Platzwunde, Monokel-/Brillenhämatom, Blut-/Liquoraustritt aus Nase oder Ohr etc.) entscheidende Hinweise liefern: Sind solche nachweisbar, so ist das Vorliegen eines Schädel-Hirn-Traumas zumindest wahrscheinlich und hat Priorität in der weiteren Diagnostik. Fehlen sie, so ist das SHT nicht ausgeschlossen, es müssen allerdings auch andere Ursachen des posttraumatischen Komas in Betracht gezogen werden. Solche sind z. B. die zerebrale Hypoxie durch Volumenmangel-Schock oder durch eine periphere Atemstörung infolge Verlegung der Luftwege oder Thoraxtrauma.

Varianten des posttraumatischen Komas

Bewußtlosigkeit nach einem Schädel-Hirn-Trauma kann in drei grundsätzlich verschiedenen *Verlaufs-Varianten* auftreten (Abb. 1):

Situation I: Der Patient befindet sich noch im Zustand der *primären Bewußtlosigkeit.*
Situation II: Nach initialem Bewußtseinsverlust hat der Patient mittlerweile das *Bewußtsein wiedererlangt.*
Situation III: Der Patient ist nach anfangs unbeeinträchtigter Bewußtseinslage bzw. im Anschluß an ein „freies Intervall" *sekundär (wieder) bewußtlos* geworden.

Diesen qualitativ und quantitativ verschiedenen Formen posttraumatischer Bewußtlosigkeit können intrakanielle Verletzungen ganz unterschiedlicher Schwere zugrunde liegen, deren jeweilige Brisanz (primäres Ausmaß und Verlaufsdynamik) eine rasche Erkennung und Differenzierung erfordert. Die Strategie der apparativen Diagnostik muß dieses berücksichtigen.

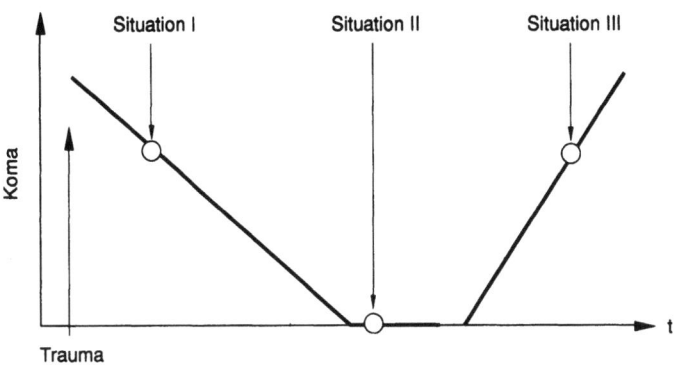

Abb. 1 Varianten der posttraumatischen Bewußtlosigkeit

Wichtig für die Beurteilung durch den Erstuntersucher ist einerseits der zeitliche Abstand zum Trauma, andererseits sind es neurologische Befundaspekte wie Pupillenstatus, Herdzeichen, Symptome einer tentoriellen oder foraminellen Einklemmung. Jedoch ist die klinische Befundung erfahrungsgemäß oft unzuverlässig, da viele der Patienten unmittelbar am Unfallort intubiert und dann in analgo-sediertem Zustand, ggf. auch relaxiert eingeliefert werden.

Zu Situation I: Hinter der anhaltenden primären Bewußtlosigkeit können sich zunächst noch *alle* Formen einer funktionellen oder substantiellen zerebralen Schädigung verbergen, da auch das SHT leichten Grades („Commotio") gelegentlich mit einem längerdauernden Bewußtseinsverlust einhergeht. Die fehlende Überschaubarkeit in der frühen posttraumatischen Phase macht es aber erforderlich, potentiell bedrohlichen Läsionen wie Contusio cerebri, intrakaniellem Hämatom oder akuter posttraumatischer Hirnschwellung differentialdiagnostischen Vorrang einzuräumen.

Primäre apparative Diagnostik, evtl. auch die Entscheidung über eine Sofortverlegung in ein neurotraumatologisches Zentrum, haben sich in dieser Situation nach dem klinisch-neurologischen Befund, dessen grundsätzlicher Beurteilbarkeit (Sedierung, Relaxierung?) sowie nach der Schwere äußerlich erkennbarer Verletzungen am Schädel zu richten.

Daneben ist selbstverständlich auch der zeitliche Abstand zum Trauma zu berücksichtigen! So sollte der frisch vom Unfallort kommende bewußtlose Patient nicht sofort und grundsätzlich als Kandidat für eine

CT-Abklärung oder Verlegung in die nächste neurotraumatologische Spezialklinik betrachtet werden, wenn ernsthafte äußere Verletzungszeichen und neurologische Symptome (sichere Beurteilbarkeit vorausgesetzt!) fehlen. – Es ist eine allgemeine Erfahrung, daß in vielen Fällen von Schädel-Hirn-Traumen leichten Grades aus einer gewissen Unsicherheit heraus Krankentransportkapazitäten und klinische Spezialeinrichtungen unnötigerweise in Anspruch genommen und die Patienten durch einen überflüssigen Transport zusätzlich belastet werden.

Zu Situation II: Die Tatsache der unmittelbar nach dem Trauma aufgetretenen, vorübergehenden Bewußtlosigkeit ist hier als ein wichtiger Hinweis zu betrachten, daß eine *belangvolle Gewalteinwirkung* auf den Schädel und auf das Gehirn stattgefunden hat, insbesondere im Falle zusätzlich erkennbarer äußerer Verletzungszeichen. Die apparative röntgenologische Abklärung muß hier zumindest auf den Nachweis einer möglichen *Schädelfraktur* gerichtet sein. Darüberhinaus sind ernsthaftere intrakranielle Traumafolgen wie eine *Hirnkontusion* oder ein in Entwicklung befindliches *Hämatom* (v. a. epidural) nicht ausgeschlossen, auch wenn der Bewußtseinsverlust von nur kurzer Dauer war!

Die v. a. wegen der beiden letztgenannten Läsionen erforderlichen Maßnahmen der Diagnostik und Überwachung werden im folgenden Abschnitt näher ausgeführt. Auch wird später noch auf die spezielle Problematik der Hirnkontusion und der hier gelegentlich zu beobachtenden Diskrepanz zwischen klinischem und neuroradiologischem Befund eingegangen.

Zu Situation III: Die nach anfänglicher Bewußtseinserholung erneut einsetzende Vigilanzverschlechterung bzw. ein sich sekundär entwickelndes Koma nach initial unauffälliger Bewußtseinslage sind als unmittelbares *Alarmsignal* zu betrachten, mit höchster diagnostischer Dringlichkeit!

Hier ist in erster Linie an ein Epiduralhämatom oder an Kontusionsfolgen (raumfordernde Einblutung, Ödem) zu denken. Die Dynamik dieser intrakraniellen Komplikationen macht ein rasches therapeutisches Eingreifen erforderlich und setzt deshalb eine *schnellstmögliche diagnostische Abklärung* voraus!

Organisation der apparativen Diagnostik: Was? Wann? Wo?

Die apparative Routinediagnostik bei posttraumatischer Bewußtlosigkeit stützt sich heute nahezu ausschließlich auf die *konventionelle Röntgen-Untersuchung* und die *Computertomographie*.

Die in der Primär- und Verlaufsdiagnostik von Schädel-Hirn-Verletzten früher vielerorts praktizierte *Echo-Enzephalographie* ist weitgehend außer Gebrauch gekommen. Die Erfahrung mit dieser in mancher Hinsicht sehr hilfreichen Untersuchung ist in dem gleichen Maße verloren gegangen, wie durch den Ausbau eines flächendeckenden Netzes an Geräten sich die wesentlich einfacher zu interpretierende und dabei aussagekräftigere Computertomographie durchgesetzt hat. Das *EEG* als apparatives Untersuchungsverfahren wird in der neurotraumatologischen Akutdiagnostik nur äußerst selten praktische Bedeutung erlangen.

In Tabelle 1 sind die wichtigsten kraniozerebralen Traumafolgen dargestellt, die es mit Hilfe der apparativen Diagnostik nachzuweisen bzw. auszuschließen gilt.

Tabelle 1. Die häufigsten Formen kraniozerebraler Traumen

A	Frakturen – Konvexität – Fronto-/Laterobasis – Impressionsfraktur
B	Hirnkontusion intrakranielle Hämatome (epi-/subdural, intraparenchymatös) akute posttraumat. Hirnschwellung offenes SHT (Konvexität, Basis)
C	metatraumatische intrakranielle Komplikationen – subdurales Hygrom – Hydrocephalus – Pneumatocephalus

Sie lassen sich unterteilen in *knöcherne* Verletzungen des Hirnschädels (Tabelle 1 A), in *substantielle* Läsionen des Gehirns, *raumfordernde* intrakranielle Komplikationen und *offene* S-H-Verletzungen (Tabelle 1 B), sowie in *metatraumatische* Läsionsfolgen (Tabelle 1 C). Letztere haben zwar für die Akutphase meist keine unmittelbare Bedeutung, müssen aber als mögliche Ursache einer sekundären Bewußtseinsverschlechterung berücksichtigt werden.

Das Was? und Wann?, also *Reihenfolge* und *Zeitpunkt* der apparativen Diagnostik richten sich im wesentlichen nach der klinischen Situation und mutmaßlichen intrakraniellen Läsion. Einige grundsätzliche Überlegungen hierzu wurden bereits im vorausgegangenen Abschnitt angesprochen.

Die große Anzahl von Patienten mit posttraumatischer Bewußtlosigkeit in den Unfallambulanzen peripherer Krankenhäuser oder zentraler Kliniken erfordert eine effektive diagnostische Erstabklärung. Diese muß vor allem auf den Nachweis jener Läsionen gerichtet sein, welche prozentual zwar deutlich in der Minderzahl sind, durch intrakranielle Drucksteigerung, Einklemmungs- oder Infektionsgefahr jedoch eine unmittelbare vitale Bedrohung für den Patienten darstellen (Tabelle 1 B).

Deren rasche und sichere Erkennung ist letztlich nur mit Hilfe der *Computertomographie* möglich. Oft ist diese aber im erstversorgenden Krankenhaus nicht durchführbar; außerdem wären die CT-Kapazitäten entsprechend ausgestatteter Kliniken überfordert, würde man jeden bewußtseinsgestörten und komatösen Verletzten sofort dieser Untersuchung zuleiten.

Für die Akutsituation ergibt sich hieraus die Notwendigkeit einer *Handlungsstrategie,* der möglichst einfache und allerorts anwendbare Entscheidungskriterien zugrunde liegen müssen. Diese Strategie hat neben der apparativen Diagnostik den Aspekt der *stationären Überwachung* des leicht verletzten, nur potentiell gefährdeten Patienten ebenso zu berücksichtigen wie die Frage nach der frühzeitigen Weiterverlegung kritischer Patienten in eine *neurotraumatologische Spezialabteilung*.

Besondere Bedeutung kommt hierbei auch der sicheren Erkennung eines *Polytraumas* zu, das bei etwa ⅓ der schweren Schädel-Hirn-Traumen anzutreffen ist: *Der zuverlässige Ausschluß einer abdominellen oder intrathorakalen Verletzung hat absolute Priorität vor der diagnostischen Abklärung eines vermutlichen SHT, insbesondere dann, wenn der Weitertransport des Verletzten geplant wird!*

Dies gilt ebenso grundsätzlich für die *Kreislaufstabilisierung* und für die *Sicherstellung einer unbehinderten Ventilation* (Intubation des komatösen Patienten!).

Der rechtzeitige Nachweis einer solchen Komplikation (z. B. intraabdominelle/retroperitoneale Blutung, Spannungspneumothorax/Hämatothorax) kann für den Patienten lebensrettend sein. Der für eine zügige Ausschluß-Diagnostik erforderliche Zeitaufwand ist nach unserer Erfahrung auch bei kritischen intrakraniellen Läsionen in den allermeisten

Fällen tolerabel. Er darf nie der unkoordinierten Abklärung und voreiligen Überbewertung einer tatsächlichen oder nur vermuteten Schädel-Hirn-Verletzung geopfert werden!

Nachdem die zur Diskussion stehende Problematik in ihren wesentlichen Aspekten erörtert ist, soll zusammenfassend hieraus nun ein *Handlungskonzept* zur Anwendung in der Praxis entwickelt werden. Dieses wird sich auf diejenigen Situationen beschränken, welche am häufigsten im klinischen Alltag anzutreffen sind, wenn es darum geht, einen infolge Trauma bewußtlosen Patienten unter Einsatz apparativer Diagnostik effizient abzuklären und ihn dann adäquat weiterzuversorgen.

Als exemplarisch soll eine Situation zugrunde gelegt werden, in welcher der Patient unmittelbar vom Unfallort in die Chirurgische Ambulanz eines Krankenhauses der Primärversorgung eingeliefert wurde. Der diensthabende Arzt wird dort mit einer primär aufgetretenen oder sich sekundär entwickelnden Bewußtlosigkeit des Verletzten konfrontiert (s. a. Abb. 1).

Die Entscheidung über das diagnostische Vorgehen und über die Notwendigkeit einer stationären Aufnahme zur Beobachtung oder einer Weiterverlegung in das nächste neurotraumatologische Zentrum richtet sich in erster Linie nach *klinischen Kriterien*. Diese sind in Tabelle 2 aufgeführt.

Tabelle 2. Klinische Entscheidungsparameter für das diagnostische Vorgehen bei posttraumatischer Bewußtlosigkeit

---

1. *Dynamik und Dauer der Bewußtlosigkeit*
2. *Äußere Verletzungszeichen am Schädel*
3. *Neurologische Herd- und Einklemmungssymptome*

ad 2: Prellmarke, Platzwunde, Monokel-/Brillenhämatom, Blut-/Liquoraustritt aus Nase oder Ohr, etc.

ad 3: unilaterale Minderbewegung oder Tonussteigerung, Pyramidenbahnzeichen, Störung der Pupillomotorik/Anisokorie, Strecksynergismen, etc.

Die jeweilige *Konstellation* dieser klinischen Parameter, also das Vorhandensein äußerer Verletzungen am Schädel oder deren Fehlen, ein unauffälliger Neurostatus oder der reproduzierbare Nachweis von neurologischen Herd- oder Einklemmungssymptomen, und die Verlaufsdynamik sowie die Dauer der Bewußtlosigkeit zum aktuellen Zeitpunkt, bestimmen Strategie und Organisation der apparativen Diagnostik und der Primärversorgung.

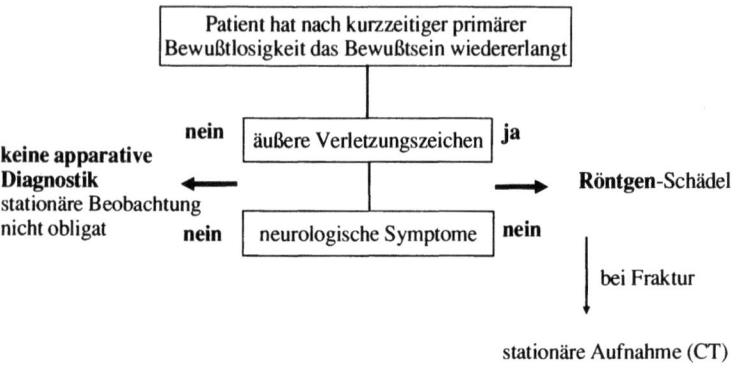

Der nur kurzzeitig bewußtlose Patient, *ohne* äußere Verletzungszeichen am Schädel und neurologisch symptomfrei (klinisches Bild der sog. „Commotio c."), bedarf nicht unbedingt röntgenologischer Diagnostik. Auch die stationäre Aufnahme zur Überwachung ist nicht obligat.

Derselbe Patient, jedoch mit äußerlich erkennbaren Verletzungen, *muß geröntgt* werden (zur Aufnahmetechnik s. Tabelle 3). Bei Nachweis einer Fraktur ist die *stationäre Überwachung* obligat! Ebenso kann dann ein *CT im Intervall* (ca. 12–24 h nach dem Trauma) sinnvoll sein, um ein sich mit Verzögerung entwickelndes Epiduralhämatom auszuschließen oder eine *Hirnkontusion*, die nach unserer Erfahrung häufiger als vermutet auch dann anzutreffen ist, wenn keine nennenswerte Bewußtseinsstörung oder neurologische Herdsymptomatik vorliegt. Hiervon bevorzugt betroffen zu sein scheinen ältere oder alkoholisierte Patienten sowie solche mit einer Schädelfraktur (s. Abb. 2).

Tabelle 3. Grundprogramm der apparativen Diagnostik bei posttraumatischer Bewußtlosigkeit (zur Indikationsstellung im einzelnen siehe Text)

Röntgen-Schädel	– a.p. und seitlich
	– halbaxial (nach TOWNE)
Röntgen-HWS	– a.p. und seitlich
	– Dens- Spezialaufnahme
Computertomographie des Schädels	– axial, „Weichteil-" u. „Knochenfenster"
	– bei Bedarf: hochauflösendes CT der Fronto-/Laterobasis, kraniospinaler Übergang

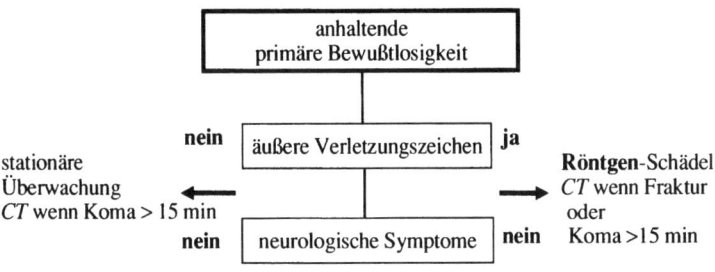

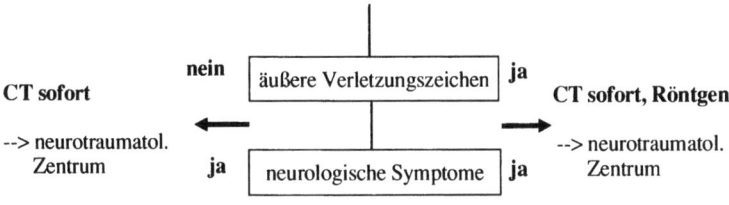

Der seit dem Trauma anhaltend komatöse Patient, ohne äußere Zeichen der Gewalteinwirkung auf den Schädel und ohne faßbare neurologische Symptome, bedarf zunächst nur einer intensivmedizinischen Überwachung und einer den üblichen Richtlinien der Notfallmedizin folgenden Stabilisierung und Sicherstellung zirkulatorischer und respiratorischer Funktionen. Ein *CT* wird erst dann erforderlich, wenn die Dauer der Bewußtlosigkeit nicht mehr mit dem klinischen Bild der blanden „kommotionellen" Bewußtseinsstörung vereinbar ist. Bekanntermaßen werden diesbezüglich in der Literatur maximale Zeiträume von 20 bis 30 Minuten bis hin zu 1 Stunden angegeben. – Da mit den heute zur Verfügung stehenden bildgebenden neuroradiologischen Verfahren wesentlich häufiger kontusionelle Läsionen nachgewiesen werden können, als dies früher bei scheinbaren Fällen von „Commotio" möglich war (s. o.), bedarf dieser seit langem umstrittene Begriff sicher einer Neudefinition bzw. eines Ersatzes. Mit dem heute zunehmend gebräuchlichen Terminus „gedecktes SHT leichten Grades" ist dies letztlich auch bereits geschehen,

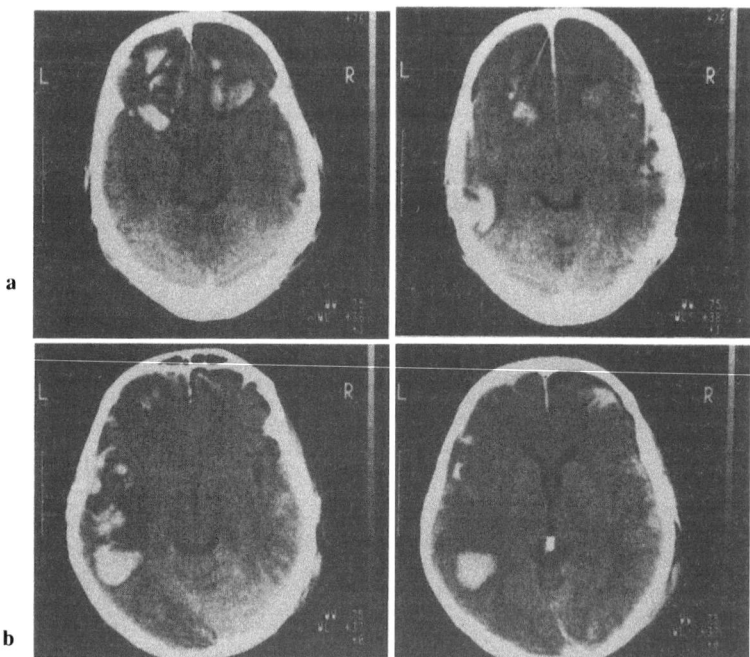

Abb. 2a, b. CT-Fallbeispiele für Hirnkontusionen mit anfangs nur gering ausgeprägter klinischer Symptomatik. **a** 76jähriger Patient, Primärdiagnose: „Commotio cerebri"; sekundäre Bewußtseinsverschlechterung nach ca. 6 h; daraufhin CT; letaler Ausgang. **b** 57jähriger Patient, Primärdiagnose: „Commotio, keine stationäre Behandlung erforderlich"; CT nach 36 h

zumindest ist dieser Begriff nicht mehr so stark an die Vorstellung von einer nicht-substantielle Läsion geknüpft. Nach unserer Erfahrung erscheint es gerechtfertigt, bei einem Bewußtseinsverlust von *30, eher sogar 15 Minuten* Dauer ein CT zu indizieren – wenn nicht unbedingt notfallmäßig, so doch mit gewisser Dringlichkeit-, auch wenn äußere Verletzungen und neurologische Herdzeichen fehlen. Sicher entbehrt auch diese Festlegung nicht einer gewissen Willkürlichkeit, sie erscheint aber im Hinblick auf eine mögliche kontusionelle Schädigung angemessener als die Zeitgrenze von 1 Stunde!

Sind bei dem Bewußtlosen äußere Merkmale der Gewalteinwirkung auf den Kopf festzustellen, so muß auf jeden Fall eine *Röntgen*-Untersuchung des Schädels erfolgen. Bei Nachweis einer Fraktur (Berstung, Impression) ist anschließend zusätzlich ein *CT* erforderlich, um substantielle Hirnläsionen oder ein Hämatom auszuschließen.

An dieser Stelle sei auf zwei grundsätzliche Regeln hingewiesen:
1. *Das CT ersetzt nicht die konventionelle Röntgen-Aufnahme des Schädels zum Nachweis einer Fraktur!* –Insbesondere horizontal verlaufende, also z. B. die Entwicklung eines Epiduralhämatoms besonders begünstigende Frakturlinien können der üblichen axialen Schichtführung entgehen.
2. *Das frühzeitig (innerhalb der ersten 4 bis 6 Stunden) nach einem SHT angefertigte Computertomogramm hat nur begrenzte Aussagekraft!* – Es muß immer dann nach einem Intervall von weiteren 6 bis 12 Stunden *wiederholt* werden, wenn eine zum Hämatom prädisponierende Fraktur vorliegt und wenn der klinische Verlauf oder der erste CT-Befund eine Hirnkontusion vermuten lassen. Sowohl intrakranielle traumatische Hämatome als auch hämorrhagische Kontusionen können innerhalb dieses Zeitraums ihr volles Ausmaß erst entwickeln, für die letztgenannte Läsion ist dies sogar ein Charakteristikum! – (Abb. 3 a, b, 4 a, b).

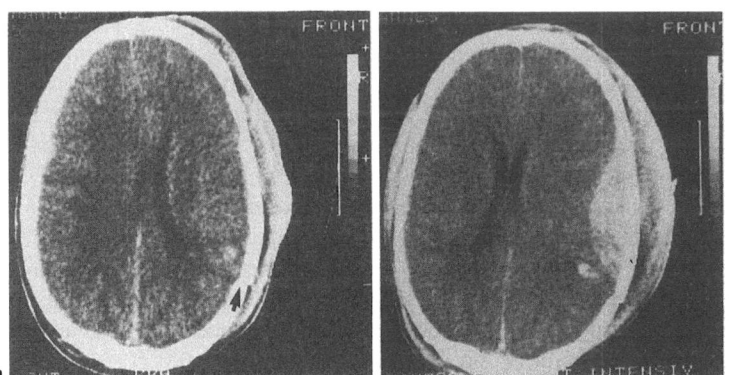

Abb. 3. a CT ca. 1 h nach SHT. Kalottenfraktur (↗), linkshemisphärische Hirnschwellung. **b** CT-Kontrolle desselben Patienten nach 8 h. Jetzt deutlich raumforderndes Epiduralhämatom rechts temporal

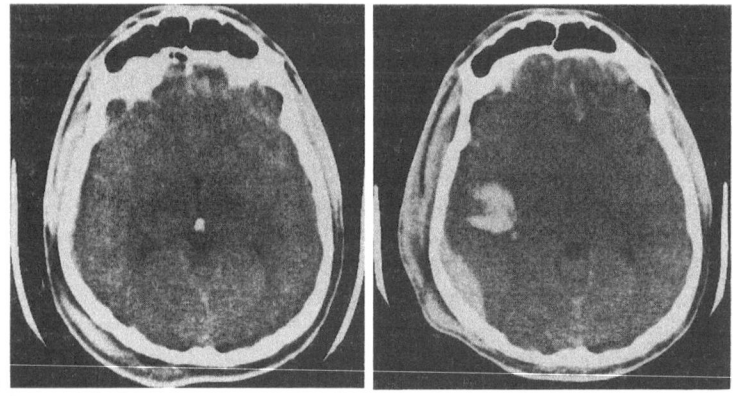

Abb. 4. a CT ca. 1 h nach SHT. Diffuse Hirnschwellung, multiple kleine Kontusionsherde. **b** Kontroll-CT nach 9 h. Deutliche Zunahme der kontusionellen Parenchymeinblutungen rechts temporal und links frontal. Epiduralhämatom rechts temporooccipital

In den bis hierher genannten Situationen machte die Organisation der apparativen Diagnostik und Erstversorgung des bewußtlosen Verletzten die primäre Einschaltung eines *neurotraumatologischen Zentrums* noch nicht grundsätzlich erforderlich. Dies wird jedoch in den nachfolgend genannten Fällen meist unumgänglich bzw. dringend notwendig sein:

Der komatöse Patient mit eindeutigen und konstant nachweisbaren *neurologischen Befundauffälligkeiten*, insbesondere mit Symptomen der drohenden Mittelhirneinklemmung (Anisokorie, Strecksynergismen) oder einer komplexen Hirnstamm-Dysfunktion (als Ausdruck einer globalen Hirn-Massenläsion oder primären isolierten Hirnstammschädigung) bedarf der *umgehenden computertomographischen Abklärung.* Da sich unmittelbare therapeutische Konsequenzen operativer oder neuro-intensivmedizinischer Art mit hoher Wahrscheinlichkeit ergeben werden, ist die möglichst rasche Verlegung des Verletzten in eine entsprechende Spezialabteilung vordringlich. Dort erst sollte dann die entsprechende CT- (und Röntgen-) Diagnostik erfolgen. Dies gilt auch für eindeutig „offene" Hirnverletzungen (Pfählungs-, Penetrationstraumen, Austritt von Hirndetritus aus der Wunde). – Auf die Besonderheiten im Falle des *Polytraumas* wurde bereits nachdrücklich hingewiesen.

Allerdings: Das Vollbild des *Bulbärhirnsyndroms* (weite, lichtstarre Pupillen, Areflexie, hochgradig gestörte oder fehlende Spontanatmung) stellt in der Regel *keine Indikation zur Verlegung* mehr dar!

Eine weitere Notfallsituation, die dringlich an die Versorgung durch eine neurochirurgische oder neurotraumatologisch-orientierte Fachabteilung gebunden ist, stellt die Entwicklung einer zweizeitigen Bewußtseinsverschlechterung bzw. einer *sekundären Bewußtlosigkeit* dar. Hier liegt mit hoher Wahrscheinlichkeit eine intrakranielle raumfordernde Komplikation vor, hervorgerufen z. B. durch ein extrazerebrales oder intraparenchymatöses Hämatom oder durch ein posttraumatisches Ödem. Die Notwendigkeit der umgehenden *Computertomographie* ist unabweisbar.

Abschließend seien noch einige spezielle Situationen posttraumatischer Bewußtseinsstörung genannt, in welchen die *Indikationsstellung zur apparativen Diagnostik* Besonderheiten aufweist:

1. *Der analgo-sedierte, ggf. auch relaxierte Patient.* – Beim Hinweis auf ein mögliches Schädel-Hirn-Trauma (Verletzungszeichen, Unfallmechanismus, Bewußtseinslage vor Intubation) ist *immer ein CT erforderlich.*
2. *Der bewußtlose, mehrfach-traumatisierte Patient vor operativer Versorgung einer anderweitigen Verletzung.* – Hier sollte immer, wenn irgend vertretbar, vor Op-Beginn ebenfalls ein *CT* erfolgen.
3. *Der betrunkene Patient:* Wenn äußere Zeichen eines Schädeltraumas vorliegen, muß die Röntgendiagnostik besonders konsequent erfolgen. Auch sollte die Indikation zur CT und zur stationären Überwachung großzügig gestellt werden.

Und schließlich: *Der bewußtlose Patient mit SHT muß grundsätzlich einer röntgenologischen Abklärung der HWS unterzogen werden!*

Literatur

Albert FK, Kunze S (1990) Frage-Antwort: Der betrunkene Patient in der Poliklinik. Chirurgische Praxis 42:168-169

Chan K-H, Mann KS, Yue CP, Fan YW, Cheung M (1990) The significance of skull fracture in acute traumatic intracranial hematomas in adolescents: a prospective study. J Neurosurg 72:189-194

Stein SC, Ross SE (1990) The value of computed tomographic scans in patients with low-risk head injuries. Neurosurgery 26:638-640

Todorow S, Oldenkott P (1984) Praktische Hirntraumatologie. Deutscher Ärzte-Verlag, Köln

Neurophysiologische Verlaufsuntersuchungen beim Schädel-Hirn-Trauma

N. Skiba

Die Ableitung Medianus-evozierter kortikaler Potentiale hat sich neben den akustisch evozierten Potentialen als wertvolles prognostisches und diagnostisches Verfahren in der neurologischen Intensivmedizin erwiesen.

Durch transportable, wenig artefaktanfällige Ableitgeräte gelingt es auch unter erschwerten Bedingungen auf der Intensivstation gut reproduzierbare Untersuchungen durchzuführen, ohne den Patienten durch Transport und Umlagerung in Funktionsräume zu belasten.

Neben den bildgebenden Verfahren, insbesondere dem CT und in jüngerer Zeit auch dem Kernspintomogramm, steht mit Hilfe der multimodal evozierten Potentiale eine Untersuchungsmethode zur Verfügung, welche in der Lage ist, funktionelle Ausfälle des Nervensystems nachzuweisen, die mit den morphologisch faßbaren Veränderungen nicht übereinstimmen müssen.

Im Rahmen der vorliegenden Untersuchung wurde der weitere klinische Verlauf der Patienten mit den zu Beginn der Erkrankung erhobenen neurophysiologischen Befunden verglichen.

Methodik

Frühe akustisch evozierte Potentiale (FAEP)

Die FAEP wurden mittels Clickstimulation bei gleichzeitiger Vertäubung des reizkontralateralen Ohres mit subcutan im äußeren Gehörgang oder am Mastoid plazierten Nadelelektroden abgeleitet. Die Reiz- und Ableitebedingungen wurden entsprechend den standardisierten Empfehlungen [4] gewählt.

Es erfolgte die Aufsummierung jeweils der ipsi- und kontralateralen Reizantworten, jede Ableitung wurde zur Prüfung der Reproduzierbarkeit mindestens einmal wiederholt.

Somato-sensibel evozierte Potentiale (SEP)

Bei den SEP wurde der Nervus medianus-Stamm am Handgelenk mittels Rechteckstromreizen über der motorischen Schwelle stimuliert und beidseits jeweils am Erb'schen Punkt (Potential des Plexus brachialis), HWK 7, HWK 2 und kontralateralem sensorischen Cortex abgeleitet. Auch hier erfolgte jede Untersuchung mindestens zweimal unter standardisierten [4] Bedingungen.

Ergebnisse

170 Patienten mit Schädel-Hirn-Trauma (SHT) unterschiedlichen Schweregrades wurden auf der Intensivstation sofort zu Beginn und im Verlauf der Erkrankung untersucht.

66 Patienten waren weiblichen, 104 männlichen Geschlechts, das Durchschnittsalter betrug 38, 4 Jahre.

Sowohl die FAEP- als auch die SEP-Befunde wurden in 5 Schweregrade eingeteilt. Die Tabellen 1 und 2 zeigen die Definition der Schweregrade und die jeweilige Anzahl der Patienten, die diesen Gruppen zuzuordnen waren. Die Abb. 1 und 2 zeigen beispielhaft das CT sowie die SEP- und FAEP-Befunde eines Patienten, letztere im zeitlichen Verlauf von 2 Tagen.

Tabelle 1. FAEP-Befund (Definition der Schweregrade)

Befund	n
1. Normbefund beidseits:	99
2. Amplitudenminderung oder Ausfall ab Welle II einseitig:	7
3. Totalausfall einseitig:	18
4. Amplitudenminderung oder Ausfall ab Welle II beidseitig	19
5. Totalausfall beidseits: (7 mal peripher bedingt)	27

Tabelle 2. SEP-Befund (Definition der Schweregrade)

Befund	n
1. Normbefund beidseits:	84
2. Amplitudenminderung oder Potentialverlust über einer Hemisphäre:	39
3. Beidseitige kortikale Amplitudenminderung:	9
4. Potentialverlust über beiden Hemisphären:	17
5. Amplitudenminderung oder Verlust der Nackenpotentiale (HWK 2, HWK 7):	21

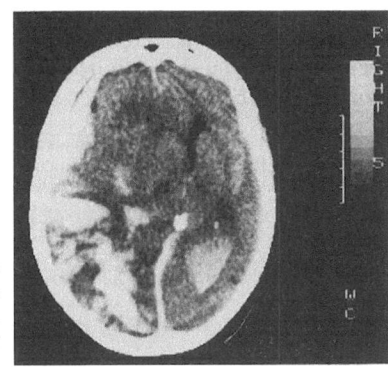

Abb. 1. CCT. Ausgedehnte linksseitige parieto-occipitale Kontusionsblutungen mit Ventrikeleinbruch. Massive Mittellinienverlagerung zur Gegenseite

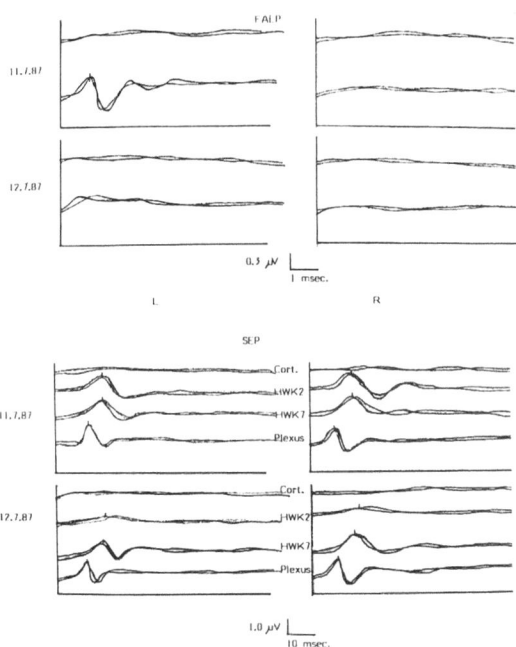

Abb. 2. Evozierte Potentiale am ersten und zweiten Krankheitstag. FAEP: Erstuntersuchung: Nur Welle I links erhältlich, ansonsten völliger Ausfall. Bei Kontrolle beidseits kein FAEP mehr generierbar. SEP: Erstuntersuchung: Kortikaler Potentialverlust beidseits, Nackenantworten und Plexus-Potential unauffällig. Bei Kontrolle deutliche Amplitudenminderung der Nackenantwort über HWK 2, ansonsten unverändert. Klinisch: Am 2. Krankheitstag Exitus letalis unter den Zeichen der unteren Hirnstammeinklemmung

Die Tabellen 3 und 4 verdeutlichen die Korrelation zwischen klinischem Verlauf und Ausmaß der Veränderungen der elektrophysiologischen Befunde bei der jeweils letzten Ableitung.

Tabelle 3. FAEP-Befunde (Beobachtungszeitraum 1 Jahr)

FAEP-Befunde	Verstorben	Apall. Syndrom
Kat. 1 (gesamt: 99)	–	–
Kat. 2 (gesamt: 7)	2	3
Kat. 3 (gesamt: 18)	–	–
Kat. 4 (gesamt: 19)	15	4
Kat. 5 (gesamt: 27)	14	6

Tabelle 4. SEP-Befunde (Beobachtungszeitraum 1 Jahr)

FAEP-Befunde	Verstorben	Apall. Syndrom
Kat. 1 (gesamt: 84)	–	–
Kat. 2 (gesamt: 39)	3	–
Kat. 3 (gesamt: 9)	–	3
Kat. 4 (gesamt: 17)	7	10
Kat. 5 (gesamt: 21)	21	–

FAEP

Besondere Bedeutung kommt hier der Kategorie 4 zu, da bei Schädel-Hirn-Verletzten die Ergebnisse der Gruppe 5 vorsichtig zu interpretieren sind. Hierauf wird in der Diskussion noch eingegangen.

In der Kategorie 4 hatten alle betroffenen Patienten eine schlechte Prognose, zum einen hinsichtlich der Überlebenschance, zum anderen auch bezüglich der Restitution der cerebralen Funktionen (Tab 3).

Mit diesem FAEP-Befund (Veränderungen ab Welle II) verstarben 15 Kranke (78,9 %), die übrigen überlebten nur mit schwersten neurologischen Ausfallerscheinungen.

SEP

Noch größere Bedeutung kommt beim Schädel-Hirn-Trauma dieser Methode zu (Tabelle 4).

In der Gruppe 4 (Verlust der kortikalen Reizantwort) verblieben alle Patienten im apallischen Syndrom oder verstarben (Beobachtungszeitraum: 1 Jahr).

Bei allen Untersuchten der Kategorie 5 (Veränderungen auch der Nackenpotentiale) lagen die klinischen Zeichen des eingetretenen Hirntodes vor.

Diskussion

Patienten mit Schädel-Hirn-Trauma stellen ein besonderes Problem der neurologischen und interdisziplinären Intensivmedizin dar. Sie bedürfen einer kontinuierlichen qualifizierten Überwachung und sind, insbesondere wegen der oftmals notwendigen Sedierung, klinisch-neurologisch schwer zu beurteilen.

Daher ist es von besonderer Bedeutung, eine neurophysiologische Methode zur Verfügung zu haben, die eine Beurteilung des Patientenzustandes ohne belastenden Transport oder aufwendige Umlagerung ermöglicht. Mit den multimodal evozierten Potentialen steht diese zur Verfügung. Folgende Einschränkungen sind jedoch zu beachten: Bei den FAEP sollten bei Schädel-Hirn-Verletzten niemals voreilige Schlüsse aus dem Verlust aller Wellenkomponenten gezogen werden, da dieser Befund oft auf periphere Schädigungen (z. B. Felsenbeinfrakturen) zurückzuführen ist.

Bei primär erhaltener Welle I oder nachfolgender Komponenten ist die Beurteilung in der Regel unproblematisch, allerdings kann auch hier vor allem bei längerer Krankheitsdauer ein vollständiger Ausfall zum Beispiel durch die Anwendung ototoxischer Pharmaka verursacht sein.

Bei den SEP gibt es folgende Einschränkungen:
1. Der Einfluß verabreichter Barbiturate auf die kortikale Reizantwort,
2. traumatische Halsmarkläsionen, die einen Verlust der Nacken- und Cortex- Antwort hervorrufen können,
3. periphere (z.B. Armplexus-) Schädigungen, die jedoch bei unbedingt zu fordernder 4-kanäliger Ableitung durch das Fehlen des Plexus-Potentials leicht zu erkennen sind.

Zu der ersten Einschränkung ist ergänzend noch zu bemerken, daß in Übereinstimmung mit der Literatur [1] in keinem Fall bei den hier untersuchten Patienten selbst bei sehr hohen Barbituratkonzentrationen im Serum ein Verlust der kortikalen Reizantwort ohne primär cerebrale Ursache beobachtet werden konnte. Allenfalls traten mäßige reversible Amplitudenminderungen auf. Die Nackenpotentiale blieben in jedem Fall unbeeinträchtigt.

Bei Berücksichtigung der oben erwähnten Einschränkungen erlauben die multimodal evozierten Potentiale, vor allem wenn sie im Verlauf mehrmals abgeleitet wurden, einerseits prognostisch wertvolle Aussagen bereits in einem frühen Krankheitsstadium und korrelieren andererseits auch gut mit morphologisch fassbaren Veränderungen.

Der Verlust der kortikalen Reizantwort ist in Übereinstimmung mit der Literatur [3, 7, 8, 10] ein prognostisch äußerst ungünstiges Zeichen. Keiner der hier untersuchten Patienten mit einem solchen SEP-Befund erholte sich von der Erkrankung ohne zumindest schwerste neurologische Ausfallserscheinungen im Sinne des persistierenden apallischen Syndroms.

Gleiches gilt für den Verlust von FAEP-Potentialkomponenten ab Welle II (wobei auch bei dieser Konstellation keine kortikale Reizantwort mehr generiert werden konnte).

Die Amplitudenminderung bzw. der Verlust der Nackenpotentiale über HWK 2 (in seltenen Fällen auch HWK 7) wurde nie überlebt. In allen diesen Fällen war auch das FAEP völlig oder bis auf die Welle I erloschen.

Literatur

1. Baumgartner H, Trost E, Riffel B, Stöhr M (1988) Klinisch neurologische und elektrophysiologische Befunde unter Barbiturattherapie. EEG EMG 19:182
2. Ferbert A, Riffel B, Buchner H, Ulrich A, Stöhr M (1985) Evozierte Potentiale in der neurologischen Intensivmedizin – Eine Standortbestimmung. Aktuel Neurol 12:193–195
3. Greenberg RP, Mayer DJ, Becher DP, Miller JD (1977) Evaluation of brain function in severe human head trauma with multimodality evoked potentials. J Neurosurg, 47:50–51
4. Hacke W, Stöhr M, Diener HC, Büttner UW (1985) Empfehlungen zur Untersuchungsmethodik evozierter Potentiale in der Routinediagnostik. EEG EMG 3:162–164,
5. Lowitzsch K, Maurer K, Hopf HC (1983) Evozierte Potentiale in der klinischen Diagnostik. Thieme, Stuttgart, New York

6. Mauguiere F, Courjon J, Schott B (1983) Dissociation of early SEP components in unilateral traumatic section of the lower medulla. Ann Neurol 13:309–313
7. Maurer K, Lowitzsch K, Stöhr M (1988) Evozierte Potentiale. Enke, Stuttgart
8. Riffel B, Stöhr M, Graser W, Ulrich A, Trost E (1986) SEP bei Schädel-Hirn-Trauma: Initialbefund und Verlauf. EEG EMG 17:163
9. Rumpl E (1985)Anwendung der SEP in der Intensivmedizin. Aktuel Neurol 12:53–57
10. Stöhr M, Dichgans J, Diener HC, Büttner UW (1982) Evozierte Potentiale. SEP, VEP, AEP. Springer, Berlin, Heidelberg, New York
11. Stöhr M, Riffel B, Trost E, Baumgartner H (1987) Akustisch und somatosensibel evozierte Potentiale im Hirntod. Nervenarzt 58:658-665K
12. Witzmann A (1988) Veränderungen somatosensorisch evozierter Potentiale bei kombinierter Anwendung von extra- und intrazerebralem Druck: Eine experimentelle Studie. EEG EMG 19:133–141

Nicht-operative Therapie des Schädel-Hirn-Traumas

K. M. Einhäupl und C. Gerner

Einteilung des SHT

Die über mehrere Jahrzehnte am häufigsten zitierte Einteilung des Schädel-Hirn-Traumas in Commotio, Contusio und offene Schädel-Hirn-Verletzung ist trotz vielfacher Bemühungen, neue Klassifikationsschemata einzuführen, nicht völlig verlassen worden. Der Wert solcher Klassifikationsschemata ist auch deshalb umstritten, da sie sich entweder an der Größe von computertomographisch nachweisbaren Substanzläsionen orientieren oder an der Tiefe und der Dauer der Bewußtseinsstörung. Neuere Versuche beziehen auch die Beurteilung von Hirnnervenreflexen mit ein. Diese Kriterien erlauben aber im Einzelfall nur bedingt eine Prognosestellung, da die Lokalisation der Läsion (hemisphärisch, dienzephal, mesenezphal, pontin) und die Art der Läsion (diffuses Schertrauma, Rindenkontusion) ebenso die Prognose modifizieren.

Ferner kann die Prognose quoad vitam günstig, das funktionelle Defizit aber exzessiv sein. Die Prognose quoad vitam in der Akutphase der Schädel-Hirn-Traumas wird in erster Linie von der Beherrschbarkeit der Sekundärschäden, insbesondere des intrakraniellen Druckes (ICP), abhängen. Die Prognose quoad restitutionem kann jedoch beispielsweise bei einer traumatischen Läsion des Mesencephalons trotz des kleinen, umschriebenen Defektes zu einer schweren funktionellen irreversiblen Störung führen. Eine ausgedehnte bifrontale Kontusion kann eine schwere Wesensänderung hervorrufen, ohne daß es jemals zu einer vitalbedrohlichen Steigerung des intrakraniellen Druckes gekommen ist. Die Beispiele sollen zeigen, daß heterogene Einflußfaktoren die Prognose bestimmen und daß die prognostischen Zielgrößen wie Überleben, motorische Restitution, mentales oder kognitives Defizit oder Störung von Antrieb und Affekt unabhängig voneinander die Gesamtprognose bestimmen.

Ein weiteres Problem in der Klassifikation des Schädel-Hirn-Traumas ist darin zu sehen, daß die Sensitivität verschiedener Untersuchungsverfahren zur Beurteilung prognostischer Marker meist nicht sehr hoch ist. So ist beispielsweise die „Commotio cerebri" als lediglich „funktionelle" und damit passagere Störung der Hirnleistung im Sinne einer Bewußtseinsstörung definiert und schließt eine strukturelle Hirnschädigung (also eine Kontusion) aus. Die Diagnose darf gestellt werden, wenn eine nur kurz dauernde Bewußtseinsstörung vorlag und keine fokalen Defizite feststellbar waren. Eine strukturelle Schädigung, die die Diagnose einer Kontusion rechtfertigen würde, kann aber der Diagnose entgehen. Die Sensitivität bildgebender Verfahren (CCT und MRT) ist nicht 100 %. Eine strukturelle Läsion kann dadurch also nicht sicher ausgeschlossen werden. Darüber hinaus können strukturelle Schädigungen der Hirnsubstanz im Sinne einer „Contusio cerebri" ohne Bewußtseinsstörung oder einem neurologischen Fokalsymptom einhergehen und somit auch dem Nachweis der klinischen Untersuchung entgehen.

Die konservative Therapie des Schädel-Hirn-Traumas richtet sich in erster Linie gegen die Entwicklung eines erhöhten intrakraniellen Druckkes sowie die daraus entstehenden Konsequenzen (Langfitt u. Genarelli 1982). Daß durch eine Therapie das bleibende Defizit kontusioneller Herde selbst günstig beeinflußt werden kann, konnte bisher in keiner Studie glaubhaft gezeigt werden.

Pathophysiologie des intrakraniellen Druckes beim SHT

Das intrakranielle Volumen läßt sich 4 Kompartimenten zuordnen: dem intrazellulären Raum, dem extrazellulären Raum, dem intravasalen Raum und dem Liquorraum. Eine Volumenzunahme eines dieser Räume führt nach Ausschöpfung von Kompensationsmechanismen immer zu einer Druckzunahme, da durch die knöcherne Hülle des Gehirns eine Erweiterung des Gesamtvolumens nicht möglich ist.

Die für die Verschiebung von kleinen Volumina zur Verfügung stehenden Kompartimente sind einmal ein Teil des intravasalen, venösen Raumes und zum anderen der spinale Liquorraum in Form von Wurzeltaschen und dem kaudalen Endsack. Bei einer Volumenzunahme wird also venöses Blut und Liquor im kleinen Umfang aus dem intracranium hinaus verlagert. Dies hat zur Folge, daß es initial bei einer Volumenzunahme, z. B. infolge eines intrazellulären oder extrazellulären Ödems oder durch eine Vasodilatation, nicht sofort zu einem Anstieg des ICP kommt. Ist diese als „Compliance" bezeichnete Reservekapazität jedoch ausge-

URSACHEN DER INTRAKRANIELLEN DRUCKSTEIGERUNG

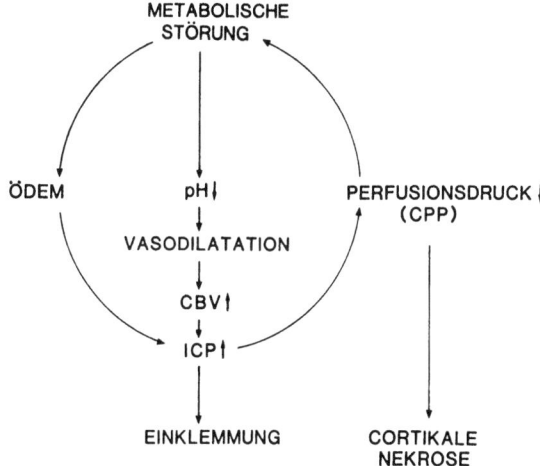

Abb. 1. Druck-Volumenbeziehung im intrakraniellen Raum: Nach Ausschöpfung der Reserveräume (Venen, spinale Wurzeltaschen, kaudaler Duralsack) führt eine geringe Volumenzunahme zu einer exponentiellen Druckzunahme

schöpft, steigt bei einer weiteren Volumenzunahme der ICP exponentiell an (Abb. 1).

Da bei Patienten mit Schädel-Hirn-Trauma die Reserveräume bereits ausgeschöpft sind und sie somit im rechten Bereich der Abszisse des Druckvolumendiagramms liegen, heißt dies, daß kleine Volumensteigerungen, z. B. durch eine Hyperkapnie infolge einer falschen Beatmung oder durch eine Zunahme des venösen Druckes infolge einer falschen Lagerung oder die Verwendung hirndrucksteigernder Medikamente, zu einem erheblichen Anstieg des intrakraniellen Druckes führen. Bei Patienten mit normaler Compliance würden sich diese Veränderungen nicht in einer Steigerung des Hirndrucks äußern.

Die Zunahme des intrakraniellen Druckes kann im Sinne eines Circulus vitiosus zu einer weiteren Steigerung des intrakraniellen Volumens führen (Abb. 2). Durch den Anstieg des Hirndrucks kommt es zu einer Reduktion des zerebralen Perfusionsdruckes, der annäherungsweise aus dem arteriellen Mitteldruck minus dem ICP berechnet wird. Eine kritische

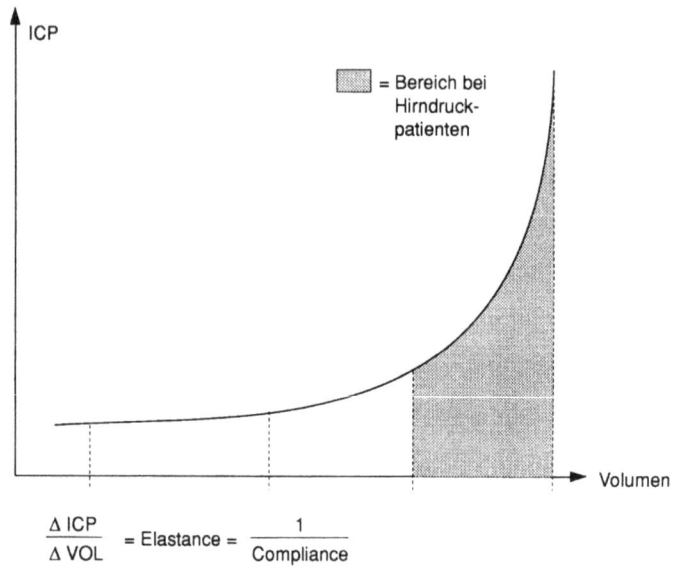

Abb. 2. Circulus vitiosus der intrakraniellen Volumenzunahme (Erklärung siehe Text)

Absenkung des Perfusionsdruckes führt zu einer Verschlechterung des zerebralen Metabolismus. Diese bedingt eine Verstärung des Ödems und somit wieder eine Zunahme des intrakraniellen Druckes. Über einen zweiten Weg kommt es noch zu einer Zunahme des intrazerebralen Blutvolumens. Eine metabolische Störung durch eine Absenkung des Perfusionsdruckes wird zu einem Abfall des pH's führen und dadurch zu einer Vasodilatation mit der Konsequenz einer Zunahme des intravasalen Kompartiments. Bei eingeschränkter Compliance wird dies eine weitere Steigerung des ICP's hervorrufen.

Die Steigerung des intrakraniellen Druckes kann nun über zwei verschiedene Wege zu einer irreversiblen Schädigung des Hirnparenchyms führen. Eine Volumenzunahme supratentorieller Hirnanteile führt zu einer Verlagerung von Hirnparenchym von rostral nach kaudal, da ein Druckgradient zum Foramen magnum, der einzigen Schädelöffnung, die eine Volumenverschiebung erlaubt, erfolgt (Abb. 3). Diese rostro-kaudale Verlagerung kann zur Einklemmung des mesialen Temporallappens in den Tentoriumschlitz führen (**tentorielle Einklemmung**) oder zu einer Einklemmung des ponto-medullären Hirnstamms bzw. der Kleinhirnton-

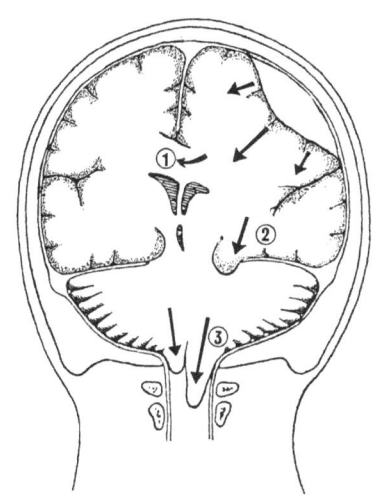

Abb. 3 Formen der Einklemmung. 1.) Zinguläre Einklemmung unter der Falx besonders bei temporalen und temporoparietalen Hämatomen oder Kontusionsherden; 2.) tentorielle Einklemmung mit Zerstörung des Mesencephalons am Tentorium; 3.) Einklemmung in das foramen magnum mit Zerstörung des Bulbärhirns

sillen in das Foramen magnum (**foraminale Einklemmung**). Eine dritte Form der Einklemmung kann entstehen, wenn im Rahmen einer lateralisierten Raumforderung (z. B. im Sinne eines subduralen oder epiduralen Hämatoms) Hirnparenchym unter der Falx auf die kontralaterale Seite hindurchgepreßt wird (**zinguläre Einklemmung**).

Die Folge der Einklemmung ist aber nicht nur eine mechanische Kompression von Leitungsbahnen, sondern eine zunehmende Ischämie in den von der Herniation betroffenen Parenchymanteilen mit der Konsequenz weiterer Infarkte. Diese Infarkte sind bereits nach wenigen Minuten irreversibel. Da im Rahmen der „Strangulation" des herniierten Hirnparenchyms zunächst die oberflächlichen Venen mit einem Druck von ca. 20 mmHg komprimiert werden, sind die bei konsekutiver Kompression der zugehörigen Arterien auftretenden Infarkte häufig hämorrhagisch.

Ein anderer Schädigungsmechanismus ist durch eine über längere Zeit (Stunden bis Tage) bestehende Senkung des zerebralen Perfusionsdruckes zu erklären (Abb. 2). Die durch den erhöhten ICP hervorgerufene Senkung des Perfusionsdruckes führt zu ischämischen Läsionen der hypoxie- und substratempfindlichsten Hirnstrukturen, also dem Cortex. Die Konsequenz ist ein schweres mentales Defektsyndrom, das in seiner stärksten Ausprägung als „apallisches Syndrom" bezeichnet wird. Dieses, im anglo-amerikanischen Schrifttum als „vegetative state" bezeichnete Syndrom kann auch durch eine Diskonnektion der Formatio reticularis Afferenzen im tektalen Hirnstamm hervorgerufen werden. Diese Diskonnektion kann im Rahmen einer tentoriellen Einklemmung zustande kommen.

Die therapeutischen Bemühungen müssen sich deshalb in erster Linie gegen eine Steigerung des erhöhten intrakraniellen Druckes richten.

Nicht-operative Therapie

In der konservativen Therapie des Schädel-Hirn-Traumas werden heute überwiegend folgende Therapieverfahren angewendet: Oberkörperhochlagerung auf 30°, Hyperventilation, Flüssigkeitsrestriktion bzw. Diurese, Steroide, Barbiturate und Osmotherapeutika.

Oberkörperhochlagerung

Die Hochlagerung des Oberkörpers wird unter der Vorstellung empfohlen, daß durch diese Maßnahme der venöse Abfluß aus dem Gehirn begünstigt wird und damit das venöse Kompartiment zu verkleinern ist. Ferner wird der hydrostatische Druck des intra/extra-kraniell kommunizierenden Liquors verringert. Messungen am Tier als auch am Patienten haben gezeigt, daß diese Maßnahme in der Lage ist, geringe Drucksenkungen herbeizuführen (Hulme u. Cooper 1976). Angesichts der exponentiellen Abhängigkeit zwischen Volumen und Druck bei ausgeschöpfter Compliance können aber auch derart kleine Beiträge zu Volumenreduktion von entscheidender klinischer Bedeutung sein. An dieser Stelle sei auch erwähnt, daß nicht nur die Hochlagerung des Oberkörpers, sondern auch die richtige Lagerung des Kopfes zu beachten ist. Er darf weder gedreht noch flektiert sein, da dies ebenfalls den venösen Abfluß behindern kann.

Eine Hochlagerung des Oberkörpers über 30° ist in der Regel nicht mehr effektiv und kann sogar wegen einer Abnahme des Perfusionsdruckkes risikoreich sein. Die Beeinflussung des venösen Abflusses wirkt sich sofort auf den ICP aus.

Hyperventilation

Ebenfalls zu einer sofortigen (d. h. innerhalb von 30 s) Senkung des intrakraniellen Druckes führt in der Regel die Hyperventilation. Durch eine Senkung des PaCO$_2$ und damit einer Anhebung des Gewebs-pH's kommt es zu einer Vasokonstriktion und somit zu einer Verkleinerung des intravasalen Kompartiments (Grant et al. 1989).

Zahlreiche Patienten mit Schädel-Hirn-Trauma hyperventilieren spontan. Der PaCO2 sollte unter 35 mmHg, nicht aber unter 25 mmHg gesenkt werden. Der Patient muß dazu intubiert werden. Da durch eine Erhöhung des Atemzugvolumens in der Regel der Beatmungsdruck steigt, empfiehlt es sich, die Hyperventilation durch eine Erhöhung der Atemfrequenz zu erreichen.

Die Dauer eines hirndrucksenkenden Effekts durch Hyperventilation wird in der Literatur mit wenigen Stunden bis wenige Tage angegeben. Dies läßt sich allerdings deshalb schwer beurteilen, da ein Nachlassen der Wirkung auch durch ein Fortschreiten der Hirnschwellung, z. B. in Folge eines toxischen oder vasogenen Hirnödems, erklärt werden kann. Auch wenn es unter Hyperventilation zu einem Anstieg des ICP kommt, sollte diese deshalb fortgesetzt werden. Darüber hinaus muß die Hyperventilation ausschleichend über 24–48 Std. beendet werden, da es sonst zu einem unerwünschten Anstieg des ICP kommen kann.

Volumenrestriktion

In der Literatur wird immer wieder eine volumenrestriktive Therapie oder sogar der Einsatz von Diuretika zur Behandlung des Schädel-Hirn-Traumas empfohlen. Diese Empfehlung basiert auf der Vorstellung, daß durch großzügige Volumengabe einem „Hirnödem" Vorschub geleistet werde. Dieser Empfehlung steht entgegen, daß durch eine stark volumenrestriktive Therapie der Hämatokrit ansteigt, und damit die Mikrozirkulation ungünstig beeinflußt werden kann. Es konnte bisher nicht gezeigt werden, daß der Einsatz von Diuretika oder eines volumenrestriktiven Therapieregimes den Verlauf des Schädel-Hirn-Traumas günstig beeinflußt. Insbesondere wenn eine Polytrauma vorliegt und komplizierend eine Schocksymptomatik hinzukommt, kann die volumenrestriktive Therapie zu einem Abfall des arteriellen Blutdrucks und damit des zerebralen Perfusionsdruckes führen.

Man wird deshalb darauf achten, daß in der Volumentherapie möglichst geringe Volumina freien Wassers verwendet werden, andererseits aber die Stabilisierung der Kreislaufsituation ein Primat vor der Volumenrestriktion behält.

Corticosteroide

Die Verwendung von Steroiden war lange Zeit in der Behandlung des Schädel-Hirn-Traumas eine Selbstverständlichkeit. Eine kritische Durchsicht der zu dieser Fragestellung verfügbaren kontrollierten Studien zeigt jedoch, daß der günstige Einfluß der Steroide derzeit nicht als gesichert angesehen werden kann (Braughler u. Hall 1985). In zahlreichen Studien konnte der Verlauf damit nicht verbessert werden. Bedenkt man, daß die Infektionsgefahr bei den meist mehrere Wochen auf Intensivstation behandelten Patienten durch Steroide erhöht werden kann, muß ihr Einsatz sorgfältig abgewogen werden. Möglicherweise hängt die Effektivität der Steroide vom Zeitpunkt ihre Einsatzes ab. In tierexperimentellen Studien konnte bei Gabe vor dem Trauma oder unmittelbar nach dem Trauma eine günstige Wirkung gezeigt werden (Hall 1985). In laufenden Studien wird derzeit untersucht, ob eine ultrafrühe und ultrahohe Dosis von Steroiden beim Schädel-Hirn-Trauma effektiv ist.

Wegen der geringen Wirkung auf die Natriumresorption hat sich in der zerebro-protektiven Therapie unter den Steroiden das Dexamethason durchgesetzt.

Osmotische Substanzen

Die Therapie mit osmotischen Substanzen wie Mannitol oder Sorbit oder Glycerol hat in der hirndrucksenkenden Therapie einen wichtigen Stellenwert bekommen. Die Wirkung beruht im wesentlichen darauf, daß durch den Aufbau eines osmotischen Gradienten Wasser aus dem Ödem in den intravasalen Raum gezogen wird und so das intrazerebrale Ödemvolumen verringert wird. Eine weitere Wirkung könnte darin bestehen, daß durch Mannitol freie Radikale abgefangen werden und möglicherweise sogar eine Konstriktion der Arteriolen des Gehirns erreicht wird (Muizelaar et al. 1984).

Ob es ein Rebound-Phänomen nach Verabreichung von Osmotherapeutika gibt bzw. welche klinische Bedeutung dies hat, ist umstritten (Node et al. 1983). Wenn es nach Absetzen von Mannitol zu einem Anstieg des intrakraniellen Druckes kommt, kann dies ebenso ein Nachlassen der osmotischen Wirkung sein. Selbst wenn der Hirndruck den Ausgangsdruck übersteigt, kann noch nicht zwangsläufig auf das Vorliegen eines Rebound-Phänomens geschlossen werden, da dieser vermehrte

Druckanstieg auch Ausdruck eines Fortschreitens der zugrunde liegenden Erkrankung sein kann. Die Verabreichung von Osmodiuretika wird allerdings durch die Entstehung eines hyperosmolaren Syndroms limitiert. Jenseits einer Serumosmolarität von 340 MOsmal/l haben wir die Osmotherapie in der Regel nicht fortgesetzt.

Um einen osmotischen Gradienten aufzubauen, muß die Substanz als Bolus (d. h. innerhalb von 5–10 Minuten) infundiert werden. In der Regel verabreichen wir eine Dosis von 125 ml einer 20%igen Mannit-Lösung. Die Wiederholungsfrequenz der Dosis sollte im wesentlichen von den gemessenen ICP-Werten oder von den klinischen Befunden (Wiederauftreten von Einklemmungszeichen) abhängig gemacht werden. Vor einem starren Anwendungsschema muß gewarnt werden. In der Regel haben wir 3–6 mal (selten 12 mal) pro Tag die oben erwähnte Dosis verabreicht.

Neben den antiödematösen und möglicherweise vasokonstriktorischen Wirkung des Mannitols kommt es häufig auch zu einem Anstieg des arteriellen Druckes (Volumenzunahme) und zu einer Senkung des Hämatokrits. Diese hämodilutierende Wirkung ist aus theoretischen Gründen beim Schädel-Hirn-Trauma nicht unerwünscht. Es wird jedoch gelegentlich davor gewarnt, daß durch diese Wirkung intrazerebrale Blutungen begünstigt werden könnten. Ob diese theoretische unerwünschte Wirkung in der klinischen Praxis eine Rolle spielt, ist unbekannt. Beim Auftreten von Einklemmungszeichen sollte darauf keine Rücksicht mehr genommen werden.

Barbiturate

In den 70er Jahren wurden u.a. auch beim Schädel-Hirn-Trauma in mehreren Studien supranarkotische Barbituratdosen verabreicht. Supranarkotische Barbituratdosen senken den intrakraniellen Druck über das Maß hinaus, das der Sedierung zugeschrieben werden kann. Am wahrscheinlichsten ist eine Reduktion des zerebralen Metabolismus, in deren Folge eine Vasokonstriktion der zerebralen Arteriolen eintritt (Platt u. Schiff 1984, Eisenberg et al. 1988). In mehreren klinischen Studien konnte allerdings nicht gezeigt werden, daß durch die Barbiturattherapie der klinische Verlauf beim Schädel-Hirn-Trauma günstig beeinflußt werden kann (Ward et al. 1985). Vor allem in der Initialphase während des sogenannten „loadings" kommt es zu Blutdruckabfällen, die über eine Senkung des zerebralen Perfusionsdruckes einen ungünstigen Einfluß nehmen können. Auch ist in der Langzeitverwendung das Infektionsrisiko erhöht, da Thiopental – das in den meisten Studien verwendete Barbiturat – einen immunsuppressiven Effekt hat.

Die schematische Anwendung von Barbituraten beim Schädel-Hirn-Trauma kann deshalb nicht empfohlen werden. Sein Einsatz erscheint uns jedoch gerechtfertigt, wenn trotz Ausschöpfung anderer hirndrucksenkender Maßnahmen eine Einklemmung (tentoriell oder in das Foramen magnum) sonst nicht verhindert werden kann.

Vermeidung hirndrucksteigernder Maßnahmen

Neben diesen hirndrucksenkenden Maßnahmen ist es von besonderer Bedeutung, alle hirndrucksteigernden Noxen zu vermeiden.

Zu den häufigsten Fehlern, die nach unseren Erfahrungen diesbezüglich gemacht werden, gehören die Hypoventilation, die Tolerierung von Unruhe und Schmerz sowie die unüberlegte Verwendung hirndrucksteigernder Medikamente.

Schädel-Hirn-Verletzte sollten deshalb rechtzeitig intubiert werden, um eine Hypoventilation zu vermeiden und eine Hyperventilation rechtzeitig einzuleiten. Die Tolerierung hoher Beatmungsdrucke kann über eine Verminderung des venösen Abstroms oder sogar über eine Verminderung des Herzzeitvolumens mit Abfall des Blutdrucks zu einem Anstieg des ICP oder zu einem Abfall des zerebralen Perfusionsdruckes führen. Hinzu kommt, daß bei Erhöhung des Beatmungsdruckes eine relative Hypovolämie entsteht, die, wenn sie nicht ausgeglichen wird, ebenfalls zu einem Abfall des Blutdrucks führen kann. Dies sollte allerdings nicht davon abhalten, eine PEEP-Beatmung durchzuführen, wenn diese aus pulmonalen Gründen erforderlich ist (Einhäupl et al. 1985).

Unruhe und Schmerz kann ebenfalls eine erhebliche Steigerung des intrakraniellen Druckes verursachen. Die daraus abgeleitete Forderung nach einer ausreichenden Sedierung und Analgesierung muß allerdings relativiert werden. Gerade bei akut Schädel-Hirn-Traumatisierten ist die Beurteilbarkeit des neurologischen Zustandes von außerordentlicher Wichtigkeit. Zur Ruhigstellung sollten deshalb entweder hochpotente Neuroleptika (z. B. Haldol) mit geringer sedierender Wirkung verwendet werden, oder kurz wirksame Tranquilizer wie Midazolam (Dormicum). Eine Analgesie wird bei Schädel-Hirn-Verletzten in der Regel durch Opiate (Fentanyl) ausreichend erreicht werden.

Der Hirndruck kann auch durch verschiedene applizierte Pharmaka iatrogen gesteigert werden. Bekannt ist dies von volatilen Narkotika (z. B. Enfluran, Ketamin) sowie von peripher wirksamen Vasodilatantien wie Nitroglycerin, Dihydralazin, Acetazolamid oder Nitroprussid-Na, in geringerem Ausmaß auch von Calziumantagonisten. Eine Verwendung dieser Substanzen ist bei Hirndruckpatienten deshalb nach Möglichkeit zu vermeiden. Als Narkoseverfahren ist deshalb bei Hirndruckpatienten die Neuroleptanalgesie eingeführt. Zur Blutdrucksenkung verwenden wir vorzugsweise das nicht vasodilatierende Urapidihydrochlorid (Ebrantil).

Literatur

Braughler JM, Hall ED (1985) Current application of „high dose" steroid therapy for CNS injury. J Neurosurg 62:806–810

Eisenberg HM, Frankowski RF, Contant CF, Marshall LF, Walker MD (1988) High dose barbiturate control of elevated intracranial pressure in patients with severe head injury. J Neurosurg 69:15–23

Grant R, Condon B, Patterson J, Wyper DJ, Hadley MDM, Teasdale GM (1989) Changes in cranial CSF volume during hypercapnia and hypocapnia. J Neurol Neurosurg Psychiatry 52:218–222

Hall ED (1985) High dose glucocorticoid treatement improves neurological recovery in head injured mice. J Neurosurg 62:882–887

Hulme A, Cooper R (1976) The effects of head position and jugular vein compression (JVC) on intracranial pressure (ICP). A clinical study. In: Beks JWS, Bosch DA, Brock M (ed.) Intracranial pressure III. Springer, Berlin Heidelberg New York, pp 259–263

Langfitt TW, Gennarelli TA (1982) Can the outcome from head injury be improved? J Neurosurg 56:19–25

Marshall LF, Smith RW, Shapiro HM (1979) The outcome with aggressive treatment in severe head injuries. Part II: Acute and chronic barbiturate administration in the management of head injury. J Neurosurg 50:26–30

Mendelow AD, Teasdale GM, Russell T, Flood J, Patterson J, Murray GD (1985) Effect of mannitol on cerebral blood flow and cerebral perfusion pressure in human head injury. J Neurosurg 63:43–48

Muizelaar JP, Lutz HA, Becker DP (1984) Effect of mannitol on ICP and CBF and correlation with pressure autoregulation in severely head-injured patients. J Neurosurg 61:700–706

Node Y, Yajima K, Nakazawa S (1983) A study of Mannitol an dGlycerol on the reduction of raised intracranial pressure on their rebound phenomenon. In: Ishii S, Nagai H, Brock M (ed.) Intracranial pressure V. Springer, Berlin Heidelberg New York, pp. 738–741

Piatt JH, Schiff SJ (1984) High dose barbiturate therapy in Neurosurgery and intensive care. Neurosurgery 15:427–444

Ward DJ, Becker, DP, Miller JD, Chot SC, Marmarou A, Wood C, Newlon PG, Keenan R (1985) Failure of prophylactic barbiturate coma in the tratment of severe head injury. J Neurosurg 62:383–388

Indikation, Methodik und Ergebnisse operativer Therapie beim Schädel-Hirn-Trauma

J. Bockhorn

Dieses Thema erfordert einen Gang durch die gesamte Hirntraumatologie. Hier soll weniger auf operationstechnische und Überwachungs- und Beurteilungsprobleme bei neurochirurgisch operativ zu versorgenden Verletzten eingegangen werden, sondern eine praktikable Übersicht und Klassifizierung gegeben werden, die vor allem dem konsiliarisch tätigen Neurologen, der beratend an einem Krankenhaus ohne neurochirurgische operative Möglichkeiten – und eventuell auch ohne Computer-Tomographie – tätig ist, eine Hilfestellung gibt.

Die gesamte Schädel-Hirn-Traumatologie, bei der Indikationen zu operativen Maßnahmen erwogen werden müssen, läßt sich auf zwei Grundlagen zurückführen:

1. intrakranielle Raumforderungen
2. Eröffnung der Liquorräume.

„Raumforderungen" oder Steigerung des intrakranielle Druckes haben als Folge eine typische Symptomatik mit Kopfschmerzen, Übelkeit, Pupillenstörungen, Halbseitenstörungen bis hin zum Mittelhirnsyndrom. Intrakranielle Drucksteigerungen können zum einen bedingt sein durch das sogenannte „Hirnödem". Pathogenetisch und pathomorphologisch kommt es zu einer vermehrten Wasseraufnahme im Hirn, sei es extra- oder intrazellulär. Diese Situation ist nur bedingt einer operativen Behandlung zugänglich. Von einigen Neurochirurgen wird die großflächige osteoklastische Kraniotomie mit Entfernung von großen Teilen der Schädelkapsel und damit Entlastung des Schädelinhaltes bei Uncusherniationen vorgeschlagen.

Sicherlich ist diese Behandlung jedoch nur unter einer strengen Indikationsstellung angezeigt. Zusätzlich hat die Erfahrung erkennen lassen, daß durch diese operative Maßnahme einer beiderseitigen großzügigen osteoklastischen Kraniotomie die vital bedrohliche Situation eigentlich nur bei Kindern und Jugendlichen behoben werden kann, zum anderen aber die Folgen der primären Hirnschädigung nicht zu beheben sind, so daß der weitere Verlauf durch die zusätzlich vorliegenden Schäden bestimmt ist.

Anders ist die Situation beim epiduralen Hämatom. In der Regel handelt es sich bei epiduralen Hämatomen um arterielle Blutungen, normalerweise ausgehend von Einrissen der Arteria meningica media bzw. deren Ästen. Häufig ist gleichzeitig eine Fraktur der Temporalschuppe, die den Verlauf der Arteria meningica media kreuzt, vorhanden, die auf der Übersichtsaufnahme des Schädels sichtbar ist. Der als typisch bezeichnete Verlauf bei einem Epiduralhämatom zeigt eine mehr oder weniger ausgedehnte Bewußtlosigkeit unmittelbar nach der Schädel-Hirn-Verletzung im Sinne des Commotionssyndroms. Danach ist der Verletzte wach, dieser Zeitraum wird als „lucides Intervall" bezeichnet, nach unterschiedlicher Dauer dieses freien Intervalls tritt dann eine erneute Bewußtlosigkeit mit zunächst einseitiger Pupillenstörung und teilweise auch Halbseitenstörungen, meistens der kontralateralen Seite, ein. Spätestens in dieser Phase, die eine beginnende Mittelhirneinklemmung darstellt, muß man aktiv werden. Spätestens zu diesem Zeitpunkt sollte, wenn möglich, eine Computer-Tomographie erfolgen, die Hinweise auf das intrakranielle Geschehen gibt. Leider ist dieser als typisch bezeichnete Verlauf mit Bewußtlosigkeit – freiem Intervall – Bewußtlosigkeit nur bei ca. 25 % der Verletzten, die ein Epiduralhämatom entwickeln, gegeben. Ein Chirurg oder Unfallchirurg, der keine computertomographische diagnostische Möglichkeit zur Verfügung hat, sollte in dieser Situation versuchen, die extradurale Raumforderung über Bohrlöcher zu evakuieren. Falls es ihm nicht gelingt, die Blutungsquelle selbst zu versorgen, ist auf jeden Fall durch Schaffen eines Abflusses für das Hämatom bei vielen Patienten die vitale, hochakute Bedrohung beseitigt und der Verletzte kann dann in Institutionen weitergereicht werden, in denen dann die weitere operative Versorgung mit Kraniotomie, Darstellen der Blutungsquelle, evtl. auch im Bereich der Temporobasis, erfolgen kann. Typischerweise finden sich Epiduralhämatome temporal, seltener frontal oder occipital, recht selten in der hinteren Schädelgrube, wobei es sich bei dieser letzten Form in der Regel um einen foudroyanten Verlauf, der durch operative Maßnahmen kaum aufzuhalten ist, handelt. In klinischen Einrichtungen, in denen ausreichende Erfahrung mit Kraniotomien besteht und in denen die diagnostischen Möglichkeiten der Computer-Tomographie gegeben sind, sollte mit einer der Hämatomausdehnung entsprechenden Kraniotomie das epidurale Hämatom evakuiert werden und die Blutungsquelle versorgt werden. Wesentlich ist, nachdem durch das Epiduralhämatom die Dura großflächig von den Schädelknochen abgelöst ist, hier eine Fixierung der Dura gegen den Rand der Kraniotomie mittels eingesetzter Hochnähte zu erzielen. Sicherlich sind sehr kleine Epiduralhämatome, die keine klinischen Erscheinungen verursachen und im Rahmen der Aufnahmediagnostik mittels Computer-Tomographie nach Schädel-Hirn-Trauma auffallen, nicht notwendigerweise akut operativ anzugehen, sondern können sicherlich mit einer konsequenten Überwachung stationär beobachtet werden.

Bei Patienten mit reinen Epiduralhämatomen, bei denen auf Grund des Unfallereignisses keine zerebralen Schädigungen im Sinne von Kontusionen, Ödem oder ähnlichem vorhanden sind, sind bei rechtzeitiger Entlastung des Epiduralhämatomes und suffizienter Blutstillung die Ergebnisse als gut bis sehr gut einzuordnen.

Der postoperative Verlauf wird bestimmt durch die Mittelhirn- und Hirnstammschäden, die auf Grund der einseitigen Raumforderung und Einklemmung im Tentoriumschlitz bedingt sind. Dies bedeutet, daß rechtzeitig operativ eingegriffen werden muß. Je besser die Ausgangslage, dies kann z. B. anhand der Glasgow coma scale objektiviert werden, desto besser ist die Prognose. Außerdem spielt auch die Lage des Hämatoms eine Rolle. Temporale Hämatome verursachen eher eine Mittelhirneinklemmung als z. B. frontal gelegene. Hämatome der hinteren Schädelgrube haben einen atypischen Verlauf mit in der Regel recht langem Verlauf und dann akut sich entwickelndem Mittelhirnsyndrom, so daß hier operative Maßnahmen in der Regel zu spät kommen. Auch das Alter des Patienten spielt eine wesentliche Rolle. Ältere Patienten haben schlechtere Erholungsfähigkeiten als jüngere. Die Letalität der Epiduralhämatome wird in der Literatur zwischen 8 und 50 % angegeben. Hier spielt sicherlich die Möglichkeit rechtzeitiger Diagnostik und rechtzeitigen operativen Eingreifens eine Rolle. Auch ein Nicht-Neurochirurg sollte in der Lage sein, ein Epiduralhämatom zu evakuieren.

Die soziale Wiedereingliederung läßt bei 85 % der Patienten mit reinem Epiduralhämatom eine volle Arbeitsfähigkeit oder eine ausreichende Selbstversorgung feststellen, wobei ein Teil dieser Verletzten über längere Zeit über Gedächtnis- und Konzentrationsstörungen und Affektstörungen klagen, schwerere neurologische Störungen mit Halbseitenausfällen sind in der Regel jedoch selten.

Die nächste Form der Blutungen mit Erhöhung des intrakraniellen Druckes stellen die Subduralhämatome dar.

Zunächst zu den akuten Subduralhämatomen, bei denen als Blutungsquelle in der Regel eine venöse Blutung, sei es aus eingerissenen Venae ascendentes, den sogenannten „Brückenvenen", oder aus kontusionellen, oberflächlichen Hirnverletzungen vorliegt.

Auf Grund des erlittenen Hirntrauma sind diese Verletzten vom Trauma an bewußtlos und zeigen unterschiedlich ausgeprägte klinische Zeichen der Hirnschädigung von Halbseitenstörungen über Beugesynergismen bis hin zu Strecksynergismen als Ausdruck der schweren Mittelhirnschädigung, wobei auch einseitige oder doppelseitige Pupillenstörungen vorkommen. Das Subduralhämatom ist, wie die Statistik ausweist, wesentlich häufiger als das vorhin angesprochene Epiduralhämatom. Die entscheidende diagnostische Maßnahme stellt hier die Computer-Tomographie dar. Hier läßt sich in der Regel auch durch die entsprechenden Konfigurationen des Hämatoms die Differentialdiagnose zwischen Epidural- und Subduralhämatom stellen.

Die Entlastung des Subduralhämatoms erfolgt ausschließlich auf dem Wege einer Kraniotomie, die in der Regel osteoklastisch durchgeführt wird, teilweise mit einer Duraverlängerungsplastik, da erhebliche Hirnschwellungen in der posttraumatischen Phase resultieren können. Häufig ist die zu erwartende Schwellung schon aus dem Computer-Tomogramm abzulesen, wenn Ausmaß des Subduralhämatoms und Ausmaß der Mittellinienverlagerung nicht miteinander korrelieren.

Beim operativen Eingriff werden die Blutungsquellen mittels Elektrokoagulation oder mittels Tamponade mit hämostyptischem Material versorgt. Kontusionen werden in der Regel nur bei großen konfluierenden Blutungen reseziert, ansonsten bei oberflächlichen Kontusionen in situ belassen nach entsprechender Versorgung der blutenden Gefäße. Die Prognose bei den akuten subduralen Hämatomen ist wesentlich ungünstiger als bei den Epiduralhämatomen. Sie ist zunächst bestimmt durch das Alter des Verletzten. Bei Menschen jenseits des 60sten Lebensjahres ist bei Vorliegen eines akuten Subduralhämatomes ein erheblicher Anstieg der Mortalität im Vergleich zu jüngeren Verletzten festzustellen. Bedeutungsvoll für die Prognose ist auch der zeitliche Ablauf zwischen Trauma und operativer Versorgung mit Entfernung des Subduralhämatoms. Die begleitenden Hirnkontusionen und Lazerationen bestimmen ebenso die Prognose wie auch den posttraumatischen und postoperativen Verlauf und das Ausmaß der Spätschäden. In unterschiedlichen Statistiken werden Mortalitätsraten für das akute Subduralhämatom nach **operativer** Versorgung zwischen 75 % und 90 % angegeben. Man kann davon ausgehen, daß ca. 50 bis 60 % der Überlebenden (nur ca. 10 bis 25 % überleben das Subduralhämatom) eine gute Wiederherstellung mit teilweise auch Wiederkehr der Arbeitsfähigkeit erreichen, allerdings verbleiben 20 % der Überlebenden in einem vegetativen Zustand.

Chronische Subduralhämatome, über deren Pathogenese noch nicht letzte Klarheit besteht, werden auch auf Traumen, in der Regel minimale Schädeltraumen, zurückgeführt. Es kommt hierbei zu kleinflächigen, keine klinische Symptomatik verursachenden Blutungen, die dann im Rahmen osmotischer Flüssigkeitsaufnahme raumfordernd und damit symptomatisch werden. Meist gelingt hier die Entlastung des verflüssigten Hämatomes, ohne wesentliche Koagelanteile, über Bohrlochevakuation, teilweise ist eine Kraniotomie mit Resektion der Hämatommembranen erforderlich.

Erwähnt werden soll hier auch die in der Regel nicht raumfordernde traumatische Subarachnoidalblutung, die weniger klinisch-therapeutisch bedeutungsvoll ist, sondern eher einen Eindruck von der Schwere des Schädel-Hirn-Traumas vermittelt. Auch eine Behandlung mit Kalcium-Antagonisten zur Vermeidung von Vasospasmen, wie sie bei spontanen Subarachnoidalblutungen in Folge von Aneurysmenrupturen gefürchtet sind, ist nicht nötig und nicht sinnvoll. Auf jeden Fall sollte beim Nachweis einer traumatischen Subarachnoidalblutung nicht versucht werden, durch Lumbalpunktionen eine Klärung des blutigen Liquors zu erreichen, da durch Störungen des intrakraniellen-intraspinalen Liquor-Gewebe-Gleichgewichts akute Einklemmungssituationen im Foramen occipitale magnum oder im Tentoriumschlitz eintreten können.

Bei den traumatischen intrazerebralen Hämatomen findet sich meistens vom Unfall an eine Bewußtlosigkeit mit unterschiedlich stark ausgeprägten Halbseitenzeichen, je nach Lage und Größe des Hämatoms. Hier können kleine und kleinste Blutungen, die an bedeutungsvollen Stellen lokalisiert sind, den weiteren Verlauf bestimmen. Die Mehrzahl dieser intrazerebralen Blutungen resultiert aus hämorrhagischen Kontusionen und ist in der Regel operativen Maßnahmen nicht zugänglich. Nur bei polaren Kontusionsblutungen, die raumfordernden Charakter haben oder im Verlauf entwickeln, ist es gerechtfertigt, diese Hämatome zu entfernen. Problematisch ist hierbei, daß sicherlich mehr Hirngewebe reseziert werden muß als der reinen Blutung entspricht. Es hat sich bei diesen Kontusionshämatomen ja kein umschriebenes Koagel ergeben, sondern eine blutige Erweichung mit blutiger Imbibierung des Hirngewebes und ödematöser Veränderung in der Randzone der Hirnschädigung.

Der Verlauf dieser traumatischen intrazerebralen Hämatome ist gekennzeichnet zum einen durch die Lage der Hämatome, zum anderen durch die Mitschädigung funktionell bedeutender Hirnregionen. Die Mortalitäts- und Morbiditätsraten sind denen bei akuten Subduralhämatomen ähnlich.

Eine ganz andere Art der Raumforderung stellen Impressionsfrakturen dar. Zu Impressionsfrakturen des Schädels kommt es in der Regel durch kleinflächige Krafteinwirkung auf die Schädelkalotte. Besonders sind hier die Frontal- und Parietalregion betroffen.

Das Ausmaß der Impression ist wesentlich für die Indikation zu operativen Maßnahmen. Da bei jeder Impressionsfraktur auch von einer Duraverletzung auszugehen ist, muß eine solche Verletzung bei überliegender Hautwunde, die bis zum Periost reicht, also bei einer offenen Impressionsfraktur, auf jeden Fall operativ revidiert werden. Bei geschlossenen Impressionsfrakturen ist als Grenze der operativen Versorgung gegenüber dem konservativen Vorgehen eine Impressionstiefe von Kalottenstärke als Faustregel anzunehmen. Impressionen, die eine größere Ausdehnung gegen das Schädelinnere haben, müssen operativ angegangen werden.

Bei der operativen Intervention wird der imprimierte Bezirk wieder in das Niveau der umgebenden Schädelkalotte gebracht. Bei kleinen Kindern zum Beispiel kann es gelingen, nach Anlegen eines kleinen Bohrloches neben der Impression und Unterfahren des imprimierten Bezirkes mit einem Instrument, die Impression zu heben. Teilweise können die imprimierten Knochenteile umschnitten werden und dann, die Innenseite nach außen gewendet, wieder eingesetzt werden. Bei anderen Arten der Impressionsfrakturen ist nur eine Entfernung der Knochenfragmente möglich, die dann adaptiert und miteinander verbunden werden und wieder eingesetzt werden. Teilweise müssen die Knochenfragmente auch verworfen werden, so daß eine primäre oder sekundäre Deckung des Knochendefektes durch Methylacrylat nötig ist. Wesentlich ist eine Inspektion der Dura und der Hirnoberfläche, um später auftretende Verletzungsfolgen wie z. B. Subduralhämatome bei oberflächlichen Hirnkontusionen schon vorab vermeiden zu können.

Besondere Verhältnisse ergeben sich im Bereich der frontalen Impressionsfrakturen und der frontobasalen Verletzungen, hier muß neben der

Versorgung des Schädelknochens auch teilweise eine Versorgung der frakturierten und eröffneten Stirnhöhlen miterfolgen.

Die Ergebnisse bei diesen Verletzungen sind als günstig einzustufen. Die Morbidität und Mortalität richtet sich nach der gleichzeitig vorhandenen Hirnschädigung und ist in der Regel nicht von der knöchernen Verletzung abhängig. Eine Vielzahl dieser Patienten treffen auch wach und neurologisch unauffällig im Krankenhaus ein, so daß in der Regel nur von einem leichten Hirntrauma mit entsprechend guter Prognose ausgegangen werden kann.

Falls bei der Erstversorgung eines Patienten eine Kopfplatzwunde mit Naht versorgt worden ist und erst danach radiologisch die Impressionsfraktur mit operationswürdiger Ausdehnung festgestellt wurde, ist es nicht indiziert, die versorgte Wunde wieder zu öffnen und die Impression zu heben, soweit nicht neurologische Störungen dies erforderlich erscheinen lassen. Dann ist die sekundäre Versorgung und Hebung der Impressionsfraktur nach Abheilen der Kopfschwartenverletzung nach ca. 3–4 Wochen angezeigt.

Bei den bisher angesprochenen Verletzungen ging es um die Beseitigung von intrakraniellen Raumforderungen und Anstiegen des intrakraniellen Druckes. Bei den basalen Frakturen mit Liquoraustritt ist das Ziel die Verhinderung von spät-posttraumatischen Erkrankungen, in der Regel der Meningitis. Hier ist ebenfalls eine Indikation zu operativen Maßnahmen von neurochirurgischer Seite zu sehen. Unmittelbar nach dem Trauma und dem Nachweis einer Rhinoliquorrhoe oder Otoliquorrhoe ist zunächst eine abwartende Haltung gerechtfertigt. Die Therapie besteht zu diesem Zeitpunkt in einer breiten antibiotischen Abdeckung, um zu verhindern, daß in der Frühphase nach dem Trauma meningitische Erkrankungen, womöglich sogar mit Keimen der jeweiligen Intensivstation mit entsprechender Therapieresistenz, auftreten. Erfahrungsgemäß sistieren Rhinoliquorrhoen und Otoliquorrhoen im Laufe von ein bis zwei Wochen.

Falls weiterhin eine Liquorrhoe vorhanden sein sollte, ist die Indikation zu operativen Maßnahmen gegeben. Es wird dabei durch autologes ortsständiges oder autologes bzw. xenogenes, freitransplantiertes Material der Knochen- und Duradefekt liquordicht und entzündungsdicht verschlossen. Die Abdichtung erfolgt entweder durch gestielt eingeschwenkte Periostplastiken oder durch Einbringen und z. B. Aufkleben mit Fibrinkleber von eigener Fascia lata oder fremder homologer oder heterologer Fascia lata oder Dura. Auch bei aus der Anamnese bekannter

Schädel-Hirn-Verletzung mit Liquorrhoe und später, auch nach Jahren auftretender bakterieller Meningitis ist die plastische Abdeckung der temporär verschlossenen, dann sich im Laufe der Jahre durch Retraktion von Narbenbildungen wieder öffnenden Eintrittspforten in den Liquorraum erforderlich und indiziert. Bei diesen spät versorgten Liquorrhoen ist die Prognose bezüglich Mortalität und Morbidität als sehr günstig einzustufen. Die meisten Patienten erleiden durch den operativen Eingriff mit plastischer Abdeckung der Temporo- oder Frontobasis keine zusätzlichen neurologischen Schäden.

Bei den früh versorgten Liquorrhoen, sei es unmittelbar posttraumatisch wegen ausgedehnter Knochen-, Dura- und Hirnverletzungen oder verzögert nach 10 bis 14 Tagen bei nicht sistierender Liquorrhoe, ist die Morbidität und Mortalität durch die begleitende Hirnverletzung bestimmt. Bei Verletzungen im Bereich der Frontobasis ist häufig eine Anosmie infolge des Abrisses der Fila olfactoria oder des Nervus olfactorius zu erwarten. Bei Verletzungen im Bereich der Temporobasis, die einen operativen Eingriff wegen persistierender Otoliquorrhoe erforderlich machen, können aus der ursprünglichen Knochenverletzung Hörstörungen und Facialisausfälle resultieren, natürlich neben weiteren Schädigungen, die von Verletzungen der frontalen Hirnbasis und der temporalen Hirnbasis herrühren, mit z. B. Adynamie, Konzentrations- und Merkfähigkeitsstörungen und ähnlichem.

Literatur

1. Diemath HE (1986) Operative Dekompression bei drohender postkontusioneller Einklemmung. In: Walter W et al. (Hrsg.) Jahrbuch der Neurochirurgie 1986. Regensberger Biermann, Münster, S. 91–97
2. Klun B (1989) Acute subdural hematoma – An unsolved neurosurgical problem. In: Frowein RA et al (eds) Advances in neurosurgery vol 17. Springer, Berlin Heidelberg New York Tokyo pp 53–56
3. Rama B et al. (1989) Outcome of patients with an acute traumatic subdural hematoma. In: Frowein RA et al (eds) Advances in neurosurgery, vol 17. Springer, Berlin Heidelberg New York Tokyo pp 49–52
4. Stolke D Seifert V (1988) Intrakranielle Blutungen. Dtsch Ärztebl 85: 1914–1919

Bedeutung der neuropsychiatrischen Syndrome beim Schädel-Hirn-Trauma

K. A. Flügel

Das Thema erfordert zunächst eine Beschreibung der klinischen Syndrome und eine Würdigung ihrer Bedeutung für die Beurteilung der Hirnverletzung und für das weitere diagnostische und therapeutische Vorgehen. Die folgenden Ausführungen beschränken sich auf die Akutphase und lassen die psychischen und neuropsychologischen Dauerfolgen nach Schädel-Hirn-Traumen ausgeklammert.

Klinische Syndrome in der Akutphase des Schädel-Hirn-Traumas

Die Bezeichnung „neuropsychiatrische Syndrome" ist insofern zutreffend, als in der Akutphase des Schädel-Hirn-Traumas meistens psychopathologische und neurologische Störungen miteinander kombiniert auftreten. Die maßgebliche psychische Veränderung stellt die *Bewußtseinsstörung* dar. Die skalare Abstufung zwischen leichter bis maximaler Bewußtseinsstörung erfolgt in sehr grober Form mit Begriffen wie Benommenheit, Sopor, Somnolenz und Koma. *Wieck* hat unter dem Überbegriff „Funktionspsychosen" in abnehmender Schwere unterschieden zwischen Bewußtlosigkeit, Grenzsyndrom, Bewußtseinstrübung und Durchgangssyndromen, diese abgestuft in schwer, mittelschwer und leicht, bis zur Bewußtseinsklarheit. Diese Syndrome sind durch eine abgestufte globale Minderung aller psychischen Abläufe gekennzeichnet. In leichtester Ausprägung kann die Defizienz so blande sein, daß sie nur bei psychometrischer Testung in Erscheinung tritt.

Von *traumatischen Psychosen* wird in der Regel gesprochen, wenn produktive Symptome, Konfabulationen, psychomotorische Unruhe oder auffällige Affektstörungen bestehen und das Erscheinungsbild prägen. Zweckmäßiger als die globale Einstufung der Bewußtseinsstörung in bestimmte Begriffe ist die Verwendung von Meßverfahren, die in der

Form eines Scores den Bewußtseinszustand oder die Reaktionslage von der leichten Bewußtseinsstörung bis in das tiefe Koma anzeigen. Ein Verfahren, das weite Anwendung gefunden hat, ist die von *Teasdale* und *Jennett* 1974 eingeführte Glasgow-Coma-Scale. Es ist zu Recht beanstandet worden, daß es sich nicht um eine Skalierung innerhalb des Komas handelt und deshalb besser von „Reaktionsskala" gesprochen werden sollte, da auch leichtere Störungen gemessen werden. Neben der Glasgow-Skala ist noch eine Reihe weiterer Meßverfahren entwickelt worden, die im Prinzip ebenfalls auf einer Bewertung von Reaktionen auf bestimmte Reize beruhen. Wichtig für die Wahl des Verfahrens ist die standardisierte und breite Anwendung, damit die Befunde verschiedener Untersucher miteinander verglichen werden können.

Tabelle 1. Glasgow-Skala

Geprüfte Funktion	Beste Reaktion	Bewertung (Punkte)
Augen öffnen	– spontan	4
	– nach Ansprechen	3
	– nach Schmerzreiz	2
	– fehlend	1
Motorische Reaktion	– folgt verbaler Aufforderung	6
	– auf Schmerzreiz gezielte Bewegung	5
	– Zurückziehen der Extremität	4
	– Beugemechanismen	3
	– Streckmechanismen	2
	– keine Reaktion	1
Sprachliche Reaktion	– orientiert	5
	– verwirrt	4
	– inadäquate Worte	3
	– unartikulierte Laute	2
	– fehlend	1
Bestes Ergebnis: 15 Punkte; Schlechtestes Ergebnis: 3 Punkte		

Bei der Glasgow-Coma-Scale (Tabelle 1) werden die besten Reaktionen des Patienten bezüglich Augenöffnen, motorischer Funktionen und verbaler Äußerungen mit Zahlen bewertet. Der höchstmögliche Score beträgt 15, die niedrigste 3. Score 15 bedeutet, daß der Patient auf verbale Aufforderung die Augen öffnet, eine aufgetragene Bewegung, z. B. Zeigen bestimmter Finger, korrekt ausführt und eine Frage, z. B. nach dem Datum, adäquat beantwortet. Score 3 bedeutet, daß trotz starker Schmerzreize die Augen nicht geöffnet, keine motorischen Reaktionen und keine Lautäußerungen gegeben werden.

Mit dem Score der Glasgow-Coma-Scale sind grobe Angaben über die Reaktionslage möglich. Eine wichtige Anforderung an ein praktikables Verfahren, nämlich einfach und wenig zeitaufwendig zu sein, wird von der Glasgow-Coma-Scale erfüllt. Selbstverständlich ist zur Erfassung des neuropsychiatrischen Befundes darüber hinaus eine genauere Prüfung und Beschreibung einer Reihe neurologischer und vegetativer Funktionen erforderlich. Das gilt insbesondere für die Differenzierung von Stadien des Komas und der akuten traumatischen Mittelhirn- und Bulbärhirnsyndrome.

Für die Differentialdiagnose des Komas sind einige besondere Syndrome abzugrenzen.

Das *apallische Syndrom* (persistierender vegetativer Zustand) ist Ausdruck einer sehr schweren zerebralen Schädigung und geht meistens aus einem länger bestehenden Koma hervor. Im Gegensatz zum einfachen Koma bestehen Teilaspekte der Wachheit. Die Augen sind zeitweise geöffnet, auf Schmerzreize erfolgen mimische Schmerzäußerungen und heftige vegetative Reaktionen. Eine Kontaktaufnahme oder gezielte Reaktionen sind jedoch nicht möglich. In der Regel befinden sich die Arme in Beugehaltung und die Beine in Beuge- oder Streckhaltung. Der Muskeltonus ist erhöht. Die Befunde in den bildgebenden Verfahren und die neuropathologischen Befunde sind nicht einheitlich. Das apallische Syndrom kann ein Durchgangsstadium oder einen irreversiblen Dauerzustand darstellen.

Der Begriff *„akinetischer Mutismus"* ist nicht scharf definiert. Er wird für unterschiedliche Situationen verwendet. Auch die Abgrenzung vom apallischen Syndrom ist nicht immer klar. Fehlende spontane Bewegungen und sprachliche Äußerungen, also ein Krankheitsbild, das als „akinetischer Mutismus" bewertet werden kann, wird z. B. bei bilateralen Anteriorinfarkten, aber auch bei anderen zerebralen Läsionsmustern, gefunden.

Schließlich sei noch das *„locked-in-Syndrom"* genannt, das durch eine Tetraplegie und nahezu kompletten Ausfall efferenter Hirnnerven gebildet wird. Die Läsion liegt im ventralen Pons. In dem Begriff „locked in" wird ausgedrückt, daß eine De-Efferenzierung bei erhaltenem oder nur wenig gestörtem Bewußtsein vorliegt. Hirnstammkontusionen und -blutungen werden nur ausnahmsweise Ursache eines solchen Bildes sein, da sie das aktivierende retikuläre System im tegmentalen Anteil des Pons und das Mittelhirn kaum ausgespart lassen dürften. Eher wäre im zeitlichen Zusammenhang mit einem Schädel-Hirn-Trauma an eine thromboembolische Komplikation bei traumatischer Gefäßläsion (Dissektion) zu denken.

Mittelhirn- und Bulbärhirnsyndrome beim Schädel-Hirn-Trauma

Eine Hirnstammsymptomatik kann durch eine primäre Hirnstammkontusion verursacht sein oder durch eine sekundäre Läsion bei zunehmender supratentorieller Raumforderung mit Herniation. Es lassen sich verschiedene Stadien der zentralen und der lateralen Herniation unterscheiden. Die klinischen Bilder erklären sich aus dem Niveau der aktuellen Läsion.

Die bei fortschreitender kraniokaudaler Schädigung aufeinanderfolgenden Hirnstammsyndrome sind von verschiedenen Autoren ausführlich beschrieben worden. Die wichtigsten Kriterien für die Definition der Syndrome sind: Vigilanz, Körpermotorik und Körperhaltung, Muskeltonus, Okulomotorik, Pupillenweite und Pupillenreaktionen, Hirnstammreflexe, vestibulo-okuläre Koordination und vegetative Funktionen wie Atmung, Kreislauf und Temperaturregulation. Da diese Funktionen an bestimmte morphologische Substrate im Hirnstamm und oberhalb des Hirnstamms gebunden sind, kann aus den Symptomen auf das Niveau der Läsion geschlossen werden.

Bei der beidseitigen oder diffusen supratentoriellen Volumenvermehrung kommt es zur Massenverschiebung in rostrokaudaler Richtung mit Verlagerung von Ventrikel und Hirnstamm nach kaudal. Es entsteht eine beidseitige (mediane) Herniation des Uncus gyri hippocampi durch den Tentoriumspalt und der Kleinhirntonsillen in das Foramen occipitale magnum. Klinisch zeigen sich nacheinander vier Stadien des akuten Mittelhirnsyndroms und schließlich zwei Stadien des Bulbärhirnsyndrom (Tabelle 2).

In der Phase 1 des akuten Mittelhirnsyndroms ist die Bewußtseinstrübung noch gering. Reaktionen auf sensorische Reize sind verzögert, die Abwehrbewegungen auf Schmerzreize gezielt, der Muskeltonus ohne Besonderheiten, die Pupillenreaktionen normal, vestibulo-okuläre Reflexe und andere Hirnstammreflexe auslösbar. Der okulozephale Reflex kann noch fehlen. Die vegetativen Funktionen sind ohne Besonderheiten.

Tabelle 2. Akutes Mittel- und Bulbärhirnsyndrom

	Akutes Mittelhirnsyndrom				Akutes Bulbärhirnsyndrom	
	Phase 1	Phase 2	Phase 3	Phase 4	Phase 1	Phase 2
Bewußtsein	Bewußtseinstrübung	starke Bewußtseinstrübung	bewußtlos	bewußtlos	bewußtlos	bewußtlos
Körperhaltung	normal	evtl. Beuge-Streckhaltung	Beugung oE Streckung uE	Streckhaltung	schlaff	schlaff
Bewegungen	normal	ungezielt	Strecksynergismen	Strecksynergismen	keine	keine
Schmerzreaktion	gezielt bis verzögert	ungezielt vermindert	angedeutetes Strecken	Strecksynergismen	keine, evtl. 1. Strecksynerg.	keine
Muskeltonus	normal	leicht erhöht	erhöht	erhöht	herabgesetzt	schlaff
Pupillenweite u. -reaktion	eng od. mittel +	mittel schwächer	mittel träge	weiter schwach	weit (noch nicht max.) keine R.	max. weit keine
Augenstellung	konjugiert	Divergenz	Divergenz	(Divergenz)	gerade oder diverg.	=
Oculocephaler Reflex	– bis (+)	+	+	schwach	fehlend	fehlend
Vestibulooculärer R.	normal	+	tonisch	(dissoziiert)	fehlend	fehlend
Atmung	normal	normal	evtl. periodisch	beschleunigt (Maschinen-A.)	Schnappatmung	keine Spontanatmung
Blutdruck	verschieden	verschieden	leicht erhöht	erhöht	erniedrigt	stark erniedrigt
Temperatur	normal	ansteigend o. normal	evtl. erhöht	erhöht	erhöht bis sinkend	hypotherm

In der Phase 2 sind die Patienten stark bewußtseinsgetrübt, zeigen verminderte Reaktionen auf äußere Reize und ungerichtete Abwehrreaktionen auf Schmerzreize. Die Patienten bieten spontan grobe Massen- und Wälzbewegungen. Der Muskeltonus ist erhöht, die Beine sind gestreckt.

Okulozephaler, vestibulo-okulärer und ziliospinaler Reflex sind auslösbar. Die Pupillen reagieren auf Licht, wenn auch verzögert und träge.

In der Phase 3 sind die Patienten komatös, ohne gezielte Reaktionen. Die Körperhaltung mit Beugung der Arme und Streckstellung der Beine entspricht der sog. Dekortikationsstarre. Die Augen stehen in Divergenzstellung. Die Pupillenreaktion ist träge. Bei Prüfung des vestibulo-okulären Reflexes mit Kaltspülung zeigt sich ein tonischer Reflex, d. h. ohne schnelle Nystagmuskomponente.

In der Phase 4 des Mittelhirnsyndroms finden sich folgende Befunde: Koma, fehlende Reaktionen auf sensorische Reize, erhöhter Muskeltonus, Streckstellung aller Extremitäten mit einschießenden Strecksynergismen bei Schmerzreizen, weite Pupillen mit nur noch schwacher Lichtreaktion, Abschwächung des okulozephalen Reflexes, dissoziierte Reaktion beim vestibulo-okulären Reflex, beschleunigte maschinenartige Atmung, Erhöhung von Blutdruck und Temperatur.

Bei anhaltender Hirndrucksteigerung kommt es zum Übergang in das akute *Bulbärhirnsyndrom*. In der Phase 1, dem inkompletten Bulbärhirnsyndrom, sind Bewußtsein, Spontanbewegungen und Reaktivität aufgehoben, auf Schmerzreize können noch Strecksynergismen der Beine beobachtet werden. Der Muskeltonus wird schlaff, die Pupillen sind erweitert, jedoch noch nicht maximal weit, Lichtreaktionen können noch schwach erhalten sein oder fehlen. Die übrigen Hirnstammreflexe sind aufgehoben. Die Atmung ist oberflächlich, eventuell nach Art der Schnappatmung.

In der Phase 2, dem kompletten Bulbärhirnsyndrom, sind die Hirnstammfunktionen völlig erloschen, der Tonus ist schlaff, es fehlen jegliche Reaktionen auch auf stärkste Reize, die Pupillen sind maximal weit und lichtstarr und auch die Spontanatmung sistiert. Die Temperatur sinkt auf hypotherme Werte.

Im Falle der *einseitigen* Raumforderung, z. B. durch ein epidurales Hämatom, kommt es zur Herniation des Gyrus cinguli unter die Falx, des Uncus gyri hippocampi in den Tentoriumspalt, zugleich mit Kompression des Hirnstammes gegen den gegenseitigen Tentoriumrand und schließlich wieder zur beidseitigen Einklemmung der Kleinhirntonsillen in das Foramen occipitale magnum.

Das klinische Korrelat dieses Mechanismus ist das akute *laterale Mittelhirnsyndrom*. In einer ersten Phase finden wir eine Bewußtseinsstörung, einseitige Beuge- oder Streckhaltung der Extremitäten, einseitige Pupillenerweiterung mit verminderter Pupillenreaktion. Die Bulbi können eine Deviation zur Gegenseite aufweisen. in der Phase 2 ist der Patient bewußtlos, streckt einseitig mit Beuge-Streckstellung auf der Gegenseite, die Pupille ist auf der Streckseite weit und lichtstarr. Im weiteren Verlauf wird der Übergang in das schwere mediane (zentrale) Mittelhirnsyndrom und schließlich in das Bulbärhirnsyndrom beobachtet.

Bedeutung der klinischen Syndrome

Mit Einschränkungen können aus den neuropsychiatrischen Befunden Rückschlüsse gezogen werden auf:

1. die Schwere der Hirnverletzung,
2. die Lokalisation,
3. Komplikationen und
4. die Prognose.

Wichtig ist dabei die Beurteilung der Befunde in der Längsschnittbetrachtung, d. h. im Verlauf.

Bei unkompliziertem Verlauf sind die neuropsychiatrischen Störungen initial am stärksten und weisen früher oder später eine kontinuierliche Rückbildung auf. Die Dauer dieser Störungen stellt ein Kriterium für die Schwerebestimmung des Schädel-Hirn-Traumas dar.

Die Lokalisation der Verletzungen wird klinisch durch die neurologischen Herdzeichen angezeigt. Bei der Häufigkeit multifokaler und diffuser (Hirnödem) Schädigungen ist zur Lokalisation die bildgebende Diagnostik (CCT und MRT) letztlich unentbehrlich, allerdings erst mit Sichtbarwerden struktureller Läsionen. Die Bedeutung der neuropsychiatrischen Syndrome für die Erkennung primärer oder sekundärer Hirnstammläsionen wurde hervorgehoben.

Komplikationen können sich durch eine Verschlechterung des Befundes bei bis dahin gleichbleibenden oder sich zunächst bessernden Störungen bekunden. So gilt für das epidurale Hämatom als typisch das sog. freie Intervall zwischen initialer Bewußtlosigkeit und erneuter Verschlechterung des Bewußtseins nach Abklingen der anfänglichen Störungen. Ein solches freies Intervall wird jedoch nach allgemeiner Erfahrung nur in einem Viertel bis einem Drittel der Fälle beobachtet. Nicht nur eine Blutung oder ein raumforderndes Ödem können Ursache einer sekundären Verschlechterung des neuropsychiatrischen Befundes sein; zu denken ist z. B. auch an entzündliche Komplikationen oder extrazerebrale Ursachen.

Eine Verschlechterung des klinischen Befundes oder auch das Sistieren einer vorausgegangenen Besserung muß Anlaß zu einer zügigen Klärung der Ursache sein. In erster Linie wird es zur Kontrolle des CCT- oder MRT-Befundes veranlassen.

Eine wichtige Einschränkung für alle bisherigen Ausführungen ist die, daß bei der nicht selten erforderlichen starken Sedierung und Relaxierung des Verletzten oder auch bei einer Barbiturattherapie wegen eines ausgeprägten Hirnödems der neuropsychiatrische Befund durch die Therapie derart beeinflußt wird, daß er zur Beurteilung insbesondere auch bezüglich eventueller Komplikationen nicht verwertet werden kann. Das gilt auch für das ebenfalls medikamentöse veränderte EEG. Hier hat das Monitoring der evozierten Potentiale neben der Hirndruckmessung und häufigen Kontrollen der bildgebenden Verfahren einen besonderen Stellenwert.

Literatur

Gerstenbrand F (1976) Das traumatische apallische Syndrom. Springer, Berlin Heidelberg New York
Gerstenbrand F. Lücking C.H. (1983) Das traumatische Mittelhirn- und Bulbärhirnsyndrom. In: Hopf H.C., Poeck, K., Schliack, H. (Hrsg.) Neurologie in Klinik und Praxis, Bd. 1. Thieme, Stuttgart, New York, S. 344–356
Hacke, W. (1988) Neurologische Intensivmedizin, 2. korrig. Aufl. Perimed, Erlangen
Jennett, W. B. Teasdale G. (1977) Aspects of coma after severe head injury. Lancet I 878–881
Kretschmer, H. (1976) Neurotraumatologie. Thieme, Stuttgart New York
McNealy D. E. Plum F. (1962) Brainstem dysfunction with supratentorial mass lesion. Arch Neurol 7: 10–32
Plum F., Poser J. B. (1980) Diagnosis of stupor and coma, 2nd edn. Davis, Philadelphia
Poeck, K. (1983) Die geschlossenen traumatischen Hirnschädigungen. In: Hopf H. C. Poeck, K., Schiack, H. (Hrsg.) Neurologie in Klinik und Praxis, Bd. 1, Thieme, Stuttgart New York, S. 3.16–3.34.
Teasdale, G. Jennett W. B. (1974) Assessment of coma and impaired consciousness: practical scale. Lancet II: 81–83
Wieck, H. H. (1956) Zur Klinik der sogenannten symptomatischen Psychosen. Dtsch, Med. Wochenschrift 81: 1345–1349
Wieck, H. H. (1967) Funktionspsychosen: Begriff und klinische Bedeutung. Med. Welt 18: 1807–1811

Rehabilitation nach Schädel-Hirn-Trauma

M. Hörmann

Rehabilitation kann i. a. nicht die völlige „Wiederherstellung von gestörten Funktionen und Gebrechen" sein, wie im Lexikon formuliert, sondern sie muß sich im Sinne des Wortes darauf richten, den Geschädigten wieder fähig (habilis) zu machen, mit seiner Behinderung zu leben und die dadurch bedingte Beeinträchtigung zu bewältigen.

Der substantielle Verlust im Gehirn und das daraus resultierende Defizit kann nicht direkt ersetzt werden, weil Neuronen nicht nachwachsen. Dennoch kann der Grad der Behinderung durch spezifische therapeutische Verfahren und durch Entwicklung von Bewältigungsstrategien der durch die Behinderung bedingten Belastung erheblich vermindert werden. Hierzu stehen „Eigenmittel" des Geschädigten (Regenerations-, Reorganisations- und Kompensationsvorgänge im ZNS) sowie „Fremdmittel" (Institutionen, Personen, technische Hilfen) zur Verfügung, die im Laufe der Rehabilitation störungs- und phasenspezifisch eingesetzt werden müssen.

Hierbei darf nicht maßgebend sein, welche Ergebnisse (abschätzbar u. a. mit Hilfe der GAS unter Kenntnis von Art und Ausmaß der Schädigung, der Primärpersönlichkeit und der psychosozialen Bedingungen) zu erzielen bzw. welche Stufen menschlicher Existenz (z. B. basale Kommunikations- und Erlebnisfähigkeit; Sozialfähigkeit; Selbständigkeit; Wiedereingliederung in den Arbeitsprozeß) wieder erreicht werden können.

Der Bedarf an Rehabilitationseinrichtungen ist erheblich, wenn man bedenkt, daß in der Bundesrepublik jährlich mit ca. 20–25000 unfallbedingten (und noch erheblich mehr vaskulären) Hirnschäden zu rechnen ist. Dabei sollen die einzelnen weiter unten darzustellenden Schritte der Rehabilitation nahtlos ineinander übergreifen, insbesondere muß durch ambulante, komplementäre und Pflegeeinrichtungen zumindest die Aufrechterhaltung des in den institutionalisierten Rehabilitationseinrichtungen erzielten Leistungsniveaus gewährleistet werden. Hierbei spielt die zeitige Regelung der Kostenfrage eine ebenso große Rolle wie die Qualitätssicherung und wissenschaftliche Begleitung in den an der Rehabilitation beteiligten Einrichtungen.

Frührehabilitation

Die medizinische Frührehabilitation beginnt am Tag des Ereignisses. Bereits präklinisch können durch Korrektur von Atmungs- und Blutdruckstörungen sekundär-ischämische- und sekundär-anoxische Veränderungen des Gehirns eingegrenzt und entscheidende, prognostische günstige Maßnahmen ergriffen werden (Graham u. a. 1978). Auf der Intensivstation steht dann das Überleben im Vordergrund, die Frage der Langzeitprognose ist noch nicht zu beantworten. Umso wichtiger ist es, zu diesem Zeitpunkt Sekundärschäden zu verhüten, die eine spätere Rehabilitation erschweren und die Lebensqualität des Betroffenen einschränken können.

Hierzu gehören
- Lagerung in spastizitätshemmenden Mustern, ggf. unterstützt durch medikamentöse antispastische Therapie,
- die gezielte Aktivierung und Bewegung auf neurophysiologischer Grundlage (z. B. nach Bobath oder Vojta),
- eine vestibuläre Stimulation zur Beruhigung und Tonusreduzierung, z. B. auf einer Schaukel, i. F. langsamen Drehens oder Sitzens auf einem Ball,
- die Decubitus-, Thromboembolie- und Pneumonieprophylaxe.

Hierdurch werden die Anbahnung von späteren hinderlichen motorischen Schablonen, von falschen Haltungsmustern und die Ausbildung von periartikulären Ossifikationen und von Schulter-Arm-Syndromen weitgehend verrmieden. Der personelle Aufwand in der Akutphase ist sehr hoch. Pflegerisch entspricht er dem Intensivschlüssel. Neben Ärzten und Pflegepersonal ist hier bereits das gesamte Rehabilitationsteam gefordert, besonders die Krankengymnasten.

Sobald es der Allgemeinzustand des Patienten und eventuelle Begleitverletzungen erlauben, sind Maßnahmen der multimodalen Stimulation (d. h. Stimulation über alle Sinneskanäle) einzuleiten. Hierzu gehören, in Ergänzung zu den weiterführenden oben geschilderten Maßnahmen die Anwendung

- taktilkinästhetischer,
- propriozeptiver,
- akustischer und
- optischer Reize.

Zu beachten sind in dieser Phase die Nebeneffekte der Stimulation. Die Bewußtseinsstörung ist auch in der Frühphase nicht linear, sondern wechselnd; die Reizselektion ist nicht auf die Bedürfnisse des Individuums abgestellt und wie sonst gefiltert durch spezifische neurologische Systeme (Reticulum-Thalamus-Cortex). Daher sollte die Stimulation in Abhängigkeit von der Kontrolle der Vigilanzphasen mit spezifischen Überwachungseinheiten durchgeführt werden, weil sonst die Gefahr der Reizüberflutung mit Tendenz zur vegetativen und bioelektrischen Desintegration besteht.

Das bedeutet, daß Rehabilitation in der Akutphase durch geschulte Therapeuten durchgeführt werden muß, damit nicht in bester Absicht falsch therapiert wird.

Bereits in dieser frühesten Phase ist die Einbeziehung von Verwandten sinnvoll, da man weiß, daß vertraute Reize (Stimmen, Berührungen) früher die Bewußtseinsschwelle überschreiten als Fremdreize, was man an vegetativen „Antworten" (Beschleunigung von Puls und Atmung) bzw. bioelektrischen Reaktionen des noch vermeintlich tief „comatösen" Patienten ablesen kann.

Sind die vitalen Funktionen stabilisiert, beginnt der Patient sich spontan zu bewegen und die Augen zu öffnen bzw. sich einem (zuerst bekannten, dann unbekannten) Reiz zuzuwenden, dann ist die Aufwachphase erreicht. Hier ist zu entscheiden, ob der Patient aus der Intensivstation genommen und in den Rehabilitationsbereich zu verlegen ist.

Da in der Aufwachphase häufig massive Angst- und Unruhezustände auftreten, sollte für eine Übergangsphase ein *„rooming-in"* durchgeführt werden, d. h. daß für eine Übergangsphase Angehörige mit dem Patienten im gleichen Zimmer leben, ggf. auch Hilfspersonen. Allerdings hängt der Einsatz von Angehörigen sehr stark von deren individueller Leistungsfähigkeit ab. Dies führt in der Regel zu einer rascheren Beruhigung des Patienten, besonders wenn in dieser Phase der Raum mit vertrauten Dingen ausgestattet wird. Zur emotionalen Beruhigung können zu diesem Zeitpunkt besonders auch musiktherapeutische Maßnahmen beitragen, zunächst rezeptiver, später auch aktiver Art (Gadomski und Jochims 1986).

Der personelle Aufwand ist auch in der Aufwachphase sehr hoch, denn neben der medizinisch-neurologischen Basistherapie und täglich mehrmaliger basaler Stimulation sowie krankengymnastischen Behandlungen müssen nun die Anbahnung vegetativer Funktionen (Blase, Stuhl, Essen, Trinken), das Training von Verrichtungen des täglichen Lebens und der Reorientierung vorgehalten werden. Hinzu kommt die Betreuung der

Angehörigen, die durch die Schädigung des Patienten erheblich mitbetroffen sind. Dies erfordert auch vom therapeutischen Team neben qualifizierter Ausbildung ein erhebliches Maß an Teamfähigkeit und individueller Belastbarkeit.

Der weitere Verlauf wird dann darüber entscheiden, ob der Betroffene soweit belastbar und rehabilitationsfähig ist, daß er in eine Einrichtung der medizinischen Spätrehabilitation verlegt werden kann, oder ob es sinnvoller ist, den Patienten ganz oder für eine Übergangsphase nach Hause mit aktivierender Betreuung durch Helfer zu entlassen. Letzteres ist nicht selten aus psychischen Gründen erforderlich, weil viele Betroffene einen häufig sehr langen stationären Aufenthalt nicht mehr zu ertragen vermögen, aber nach einer mehr oder weniger langen häuslichen Phase wieder in eine Einrichtung der Rehabilitation zurückzukehren bereit sind.

Spätrehabilitation

Wie die gesamte Arbeit in der Rehabilitation ist auch die Spätrehabilitation multidisziplinär, beschäftigt sich aber schwerpunktmäßig neben motorischen Störungen mit der Behandlung von kognitiven und Verhaltensdefiziten. Gerade sie sind es ja, die die soziale und berufliche Wiedereingliederung entscheidend behindern. Umso wichtiger ist es, daß Spätrehabilitation spezifisch ist mit dem Ziel der Generalisierung. Erst dadurch wird eine Verbesserung der „Funktionsfähigkeit" im Alltagsleben erzielt, so daß über die Erlebnis- und Sozialfähigkeit hinaus zunehmend Selbständigkeit und Berufsfähigkeit angestrebt werden kann.

Von Bedeutung ist eine ständige Abstimmung der Therapiebereiche, in die auch der Pflegebereich und die Angehörigen mit einzubeziehen sind, zur Kontrolle der Wirksamkeit der Therapie.

Besonders in dieser Phase ist wichtig die Kenntnis:
- der prämorbiden Persönlichkeit,
- des prämorbiden Umgangs mit Informationen,
- der Familiensituation
- und der Umweltbeziehungen bzw. des Sozialverhaltens.

Dabei soll das Training:
- störungsspezifisch sein,
- in Übereinstimmung mit dem Leistungsvermögen des Patienten gesteigert werden,

- mit Rückmeldung für den Patienten verbunden sein: dadurch verbessertes Verständnis der eigenen Störungen, aber auch Kenntnis der Fortschritte mit daraus resultierender Verbesserung der Motivation,
- gefördert werden durch Tagesstrukturierungen.

Rehabilitation ist ein langfristiger Vorgang, weshalb auch die äußere Gestaltung dieses „Lebensbereichs" von Bedeutung ist. Dies kann erfolgen durch Mittel der Architektur, der Inneneinrichtung und durch Schaffung öffentlicher, halböffentlicher und privater Zonen für die Patienten. Natürlich müssen die architektonischen Konzepte auch an die spezifischen Behinderungen von Patienten mit schweren Hirnschäden angepaßt werden (Heeg 1988).

Für die Rückführung ins soziale und berufliche Leben müssen u. a. die Voraussetzungen des menschlichen Denkens trainiert werden wie Wahrnehmung, Gedächtnis (als Voraussetzung für Orientierung, Wissen und Erfahrung), Sprache, Schrift und Umgang mit Zahlen. Erst wenn diese (kognitiven) Fähigkeiten wieder weitgehend intakt sind, kann der Hirngeschädigte über die Umwelt, sich selbst und seine Probleme nachdenken, sich eventuell auch wieder selbst Lösungsmöglichkeiten ersinnen.

Von großer Problematik sind aber auch die Veränderungen der Gefühle und Empfindungen, des Antriebs, der sozialen Verhaltensweisen insgesamt, die das Schicksal einer Hirnschädigung oft weniger für den Betroffenen als für die Angehörigen zu einer erheblichen Belastung machen können.

Zur Diagnose und Behandlung solcher kognitiven und affektiven Störungen hat die klinische Neuropsychologie gerade in den letzten Jahren ein erhebliches Arsenal an Verfahren entwickelt, wobei sie sich bei der Behandlung von Verhaltensstörungen modifizierter psychotherapeutischer Verfahren bedient (s. u. a. von Cramon und Zihl 1988).

Bei schwersten kognitiven Störungen bedarf es häufig externer Hilfe. So können technische Geräte ebenso wie Personen fehlende Leistungen ersetzen. Es sei hier an Personen mit schwersten Gedächtnisstörungen erinnert, bei denen ein Journal oder Computer oder eine Bezugsperson die fehlenden Leistungen erbringen müssen.

Besser ist es natürlich, wenn eigene verbliebene Ressourcen genützt werden in Form von Ersatz- oder Umwegstrategien bzw. durch Einsatz einer Sinnesmodalität für eine ausgefallene andere:

Ersatz von verbalem durch bildhaftes Gedächtnis („imagery") oder Einsatz des Tastsinns zum Lesen bei zerebraler Blindheit.

Ein dritter, wenn auch häufig in der Rehabilitation nicht sehr erfolgreicher Weg, ist die Verbesserung kognitiver Fähigkeiten nur durch Üben („brain jogging").

Daß im Bereich der Verhaltensstörungen zunehmend erfolgversprechende psycho- und verhaltenstherapeutische Verfahren entwickelt werden, ist eine der wichtigsten Verbesserungen im Bereich der Rehabilitation. Nicht nur, daß diese Betroffenen besonders schlechte Chancen bei der beruflichen und sozialen Wiedereingliederung hatten, ihr Mangel an Selbstkontrolle führte in früheren Jahren gerade bei dieser Personengruppe zum häufigen Einsatz von Psychopharmaka, nicht selten auch zur Unterbringung in geschlossenen Abteilungen. Da man aber weiß, daß vor allem der Einsatz von Psychopharmaka mit anticholinerger Wirkung kognitive Funktionen weiter beeinträchtigen kann, sollte ihre Anwendung nur in schweren Fällen erwogen werden und ansonsten die Verbesserung von Selbstkontrolle oder der Aufbau von Eigeninitiative verhaltenstherapeutisch versucht werden. Erwähnt sei, daß psychotherapeutische und sozialtherapeutische Maßnahmen auch bei der Verarbeitung der Beeinträchtigung eingesetzt werden können.

Tagesklinik-Ambulanz

In vielen Fällen wird aufgrund der Wohnverhältnisse, zusätzlicher erheblicher motorischer Behinderungen oder von massiven Verhaltensstörungen der Verbleib in einer stationären Einrichtung erforderlich sein. Wirklichkeitsnäher ist aber eine Weiterbehandlung im Rahmen einer Tagesklinik oder Ambulanz mit individuell abgestimmtem Rhythmus.

Für Patienten, die aus größerer Entfernung kommen, könnte ein kleiner Wohnbereich an die Rehabilitationseinrichtung angegliedert werden, wo der Geschädigte mit dem Ehepartner oder Verwandten lebt und die Tagesklinik bzw. Ambulanz aufsucht. Ein solcher Wohnbereich könnte auch der Unterbringung von Angehörigen und vertrauten Personen in der Frühphase dienen (s. o.).

An Therapien müssen in Prinzip die gleichen Möglichkeiten vorgehalten werden wie sonst in der medizinischen Spätrehabilitation mit Ausnahme der Pflege, wo ähnlich einer Sozialstation durch eine Pflegekraft eine Gruppe von 10–15 Patienten betreut werden kann.

Gleichzeitig können von hier aus ggf. Arbeitgeber und Kollegen auf eine Wiederkehr des Geschädigten vorbereitet werden.

Auch sonstige sozialtherapeutische sowie psychotherapeutische Maßnahmen sind in dieser Phase noch vorzuhalten.

Outcome

Nach Durchlaufen (aller) dieser therapeutischen Phasen kann es fünf Möglichkeiten geben:
- vollständige soziale Reintegration,
- teilweise soziale Reintegration,
- Leben im häuslichen Milieu
  (allein; mit Familie; Familie und/oder Helfer),
- Leben in einer Einrichtung mit förderndem Charakter,
- Leben in einer Einrichtung mit schützendem Charakter.

Komplementäre Einrichtungen

Auch für Patienten mit schwersten bleibenden Behinderungen müssen Lebensbedingungen für ein möglichst selbständiges Dasein geschaffen werden, besonders wenn kein ausreichender sozialer Hintergrund vorhanden ist.

Hier gibt es einerseits die Fördergruppen der *Stiftung Pfennigparade*, bei denen nach vorherigem Kennenlernen und einer sogenannten Geborgenheitsphase von 1–2 Wochen Dauer der Geschädigte schließlich im Wohn- und Arbeitsbereich eine Orientierungs- und Arbeitsphase „erlebt". Dabei werden Aufgaben im Gemeinschaftsleben bestimmt und die Möglichkeiten künftiger Tätigkeit ggf. auch in einer Werkstatt für Behinderte (WfB). Danach erfolgt die Entscheidung über künftige Lebensformen:
- selbständig in eigener Wohnung, evtl. unterstützt durch ambulanten Pflegedienst mit Arbeit auf dem freien Markt oder in einer WfB;
- selbständig in unabhängiger Wohngemeinschaft, unterstützt durch ambulanten Pflegedienst, Arbeit wie oben;
- betreut, aber möglichst unabhängig in der eigenen Familie oder in einer fachkundigen Wohngemeinschaft, wenn nötig mit ambulantem Pflegedienst. Arbeit möglichst in WfB, zumindest Förderwerkstatt.

Insgesamt sollen die Geschädigten in die Lage versetzt werden, im Bereich Wohnen, Freizeitgestaltung und Arbeit wieder so selbständig wie möglich zu leben, unterstützt durch Angebote aus dem Bereich Medizin, Psychologie, Krankengymnastik, Ergotherapie, Logopädie, Musiktherapie. Das Förderprogramm ist daher eingebunden in ein Angebot mit Beratungsdiensten und Arbeitsplätzen für Behinderte, ambulanten Diensten, Wohnungen für Behinderte, stationären Hilfen.

Andererseits hat sich das Modell einer pflegerischen, sozialtherapeutischen und psychotherapeutischen ambulanten Nachbetreuung durch den *Verein Mutabor* bewährt. Das Ziel dieser Organisation hat seine Begründerin wie folgt formuliert:

„Die ambulante Betreuung und Intensivförderung für Menschen mit erworbenen Hirnschäden . . . hat zum Ziel, Lebensmöglichkeiten zu schaffen außerhalb von stationären Einrichtungen, ohne das soziale Umfeld dauernd über den Rand der Belastbarkeit hinaus zu fordern. Diese Art der Integration liegt im dringlichen Interesse sowohl der betroffenen Patienten als auch ihrer Angehörigen und Fremde. Die Hilfe, die das soziale Umfeld bei der Wiedererwerbung von persönlicher und sozialer Identität für den Patienten geben kann, ist unersetzlich und unvergleichbar mit allen andern zur Verfügung stehenden Maßnahmen . . . " (Wingruber 1982).

Die optimale Versorgung wird dann erreicht sein, wenn stationäre und zeitstationäre Einrichtungen, Fördergruppen und ambulante Versorgungsdienste Hand in Hand arbeiten, wie sich dies im Raum München bereits bewährt hat.

Prognose

Die Chancen für die Rückbildung von Hirnschädigungsfolgen hängen von einer Reihe von Faktoren ab. Lokalisation und Ausdehnung sind vor allen bei bilateralen oder diffusen Schädigungen von negativer Bedeutung. Der Zeitabstand vom Eintritt der Schädigung wurde vor allem in früheren Jahren zweifellos überschätzt, ungenützte Ressourcen konnten oft noch Jahre nach einer Schädigung ausgenützt werden. Das Alter spielt nur eine Rolle, wenn unfallunabhängige altersbedingte Erkrankungen hinzukommen, ansonsten hat ein gesunder älterer Mensch die gleichen Chancen wie ein junger. Ungünstig wirken sich bei alten Menschen am ehesten noch schlechte psychosoziale Bedingungen aus.

Der Grad des Überlernens kann für bestimmte erworbene Fähigkeiten eine Rolle spielen; stark automatisierte Leistungen werden eher behalten oder wiedererlernt, erst kürzlich erworbene Fähigkeiten bleiben eher verloren. Persönlichkeitsfaktoren spielen eine bedeutende Rolle für die Prognose, so der Umgang mit Informationen, das Vorliegen einer depressiven Struktur mit Überschätzung, das einer hyperthymen Struktur mit Unterschätzung vorhandener Defizite. Hinderlich kann auch die Abwehr des „Intellektuellen" gegenüber vermeintlich einfachen und kleinen Therapieschritten sein.

Leider gibt es Gruppen von Hirngeschädigten, die nicht rehabilitierbar, also geeignet (habilis) zu erneutem sinnvollen Leben sind. Hierzu gehören

- apallische Defektzustände (meist sekundär-anoxische Schäden),
- Schwerstpflegebedürftige mit Kontrakturen, Sonden, Kathederversorgung,
- Traumatisierte mit vorbestehenden psychiatrischen Erkrankungen,
- bleibende organische Defektsyndrome (Verwirrtheit, „Korsakow-Psychosen"),
- schwerste Frontalhirnschäden mit völligem Fehlen von selbstgeneriertem Verhalten.

Pflegeplätze

Sind alle Möglichkeiten neurologischer Rehabilitation erschöpft, d. h. ist ein Patient bleibend pflegebedürftig, so erfolgt auch heute noch notwendigerweise die Überstellung in ein Pflegeheim; derartige Einrichtungen sind aber mit der Versorgung derartiger Patienten im allgemeinen völlig überfordert und besitzen keine erforderlich fachliche Kompetenz. Daher sollten Einheiten für die Versorgung schwer pflegebedürftiger Hirntraumatiker in Rehabilitationseinrichtungen integriert werden, weil damit gewährleistet ist, daß doch noch zu einem späteren Zeitpunkt wiederkehrende Funktionen erkannt und therapeutisch genutzt werden und daß auch im negativen Fall der erreichte Stand gehalten und der Geschädigte seinen humanitären Ansprüchen gemäß bestmöglich versorgt wird.

Abschließende grundsätzliche Bemerkungen

Die *Phasen* der Rehabilitation müssen, wie versucht wurde zu zeigen, ineinandergreifen bzw. sich nahtlos aneinander anschließen.

Der medizinische und soziale Bereich müssen in enger Beziehung zueinander stehen. Dies bedeutet, daß Angehörige bzw. Bezugspersonen von Anfang an miteinbezogen werden müssen.

Sowohl für sie als auch für den Betroffenen muß der therapeutische Prozeß stets transparent sein.

Die Rehabilitation muß spezifisch und alltagsrelevant sein. Sie muß in einem multidisziplinären *Team* ablaufen, wodurch gewährleistet ist, daß die

- Vielfalt der Störungen niultidisziplinär festgestellt wird,
- ein individuell ausgearbeitetes Behandlungskonzept mit Hilfe dieses Teams ausgearbeitet wird,
- unter ständigem Feedback das Behandlungskonzept dem Verlauf angepaßt wird.

Dies führt dazu, daß die Rehabilitation zur therapeutischen *Einheit* wird.

Man muß die *Komplikationsmöglichkeiten* in der Rehabilitation (er)kennen. Bleibt ein Patient auffallend hinter seinen erwarteten Fähigkeiten zurück, so kann vorliegen
- eine vorbestehende Tendenz zum depressiven Reagieren (s. a. oben),
- eine psychoreaktiv bedingte Unfähigkeit, den Behindertenstatus zu akzeptieren,
- eine Regression bei Verlust des Einflusses auf die Umgebung,
- eine Modifikation psychopathologischer Bilder durch internistische Begleiterkrankungen (z. B. Hypothyreose),
- eine verfrühte Überstellung in eine Pflegeabteilung etc.

Die *Rolle der Angehörigen* in der Rehabilitation ist nicht hoch genug einzuschätzen (s. Frührehabilitation).

Andererseits muß diese Rolle ständig überprüft werden, weil sie durch „Überpflegung" zu Rollentausch, erneuter Abhängigkeit gerade erst flügge gewordener Kinder oder Abhängigkeit durch Kompensation von Schuldgefühlen führen kann.

Bei der *Planung* therapeutischer Konzepte und des Personalbedarfs muß berücksichtigt werden, daß durch regulären Urlaub, ein erforderliches Mindestmaß an Fortbildung und durch ebenfalls erforderliche regelmäßige Teambesprechungen, ungeachtet unvorhersehbarer Krankheitstage und Sonderurlaube in der Regel nur bis 50 % der Arbeitszeit alle Therapeuten anwesend sind. Berücksichtigt man andererseits, daß nach den heute international anerkannten Standards in der Frühphase mehrmals täglich (wenn auch in z. T. belastungsabhängig verkürzten Phasen), ansonsten täglich mindestens einmal motorische, sprachliche oder kognitive Störungen zu therapieren sind, so müssen Planungen von Anfang an an diesen Zahlen orientiert oder ggf. nachträglich korrigiert werden.

Literatur

Cramon, D von, Zihl J (1988) Neuropsychologische Rehabilitation. Springer, Berlin Heidelberg New York Tokyo

Gadomski M, Jochims S (1986) Musiktherapie bei schweren Schädel-Hirn-Traumen. Musikther Umsch 7:103–110

Graham DI, Adams JH, Doyk D (1978) Ischaemic brain damage in fatal non-missile head injuries. J Neurol Sci 39:213–234

Heeg S (1988) Zur Bedeutung des architektonischen Milieus in der neurologischen Rehabilitation. Prax Klin Verhaltensmed Rehabil 4:267–279

Begutachtungsfragen nach Schädel-Hirn-Trauma

T. Grobe

Die Begriffe Commotio cerebri und Contusio cerebri haben sich bei der Begutachtung von Schädel-Hirn-Verletzungen unverändert behauptet, trotz gewichtiger Einwände (Poeck 1992).

Dabei bestehen bei korrekter Anwendung des Begriffes Commotio cerebri kaum Schwierigkeiten. Unterharnscheidt (1984) fordert kurz und bündig: „Die Bezeichnung Commotio cerebri muß auf ein klinisches Bild mit nachfolgender Bewußtlosigkeit, aber ohne Dauerschaden am zentralen Nervensystem begrenzt bleiben."

Ein Gutachter argumentiert somit logisch falsch mit der Aussage: Der Verletzte hat eine Commotio cerebri erlitten, also hat er keine Dauerfolgen.

Aufgabe des Gutachters ist vielmehr die Suche nach medizinischen Gründen, die für oder gegen eine Schädigung des zentralen Nervensystems mit gegebenenfalls verbleibenden Folgen, also für eine hirnkontusionelle Schädigung sprechen.

Unproblematisch ist die Feststellung einer Contusio cerebri dann, wenn vorübergehend oder dauerhaft neurologische Ausfälle seitens des zentralen Nervensystems bestehen, oder wenn die Hirnsubstanzschädigung computertomographisch oder auch kernspintomographisch oder auch durch länger anhaltende EEG-Veränderungen gesichert ist.

Nur am Rande sei hier vermerkt, daß eine posttraumatische Anosmie kein klinisches Zeichen für eine hirnkontusionelle Schädigung ist, allenfalls nur im anatomischen Sinne bei Schädigung der Fila olfactoria, da auch leichte Kopfverletzungen, beispielsweise ein Sturz auf den Hinterkopf ohne begleitendes Commotions-Syndrom, bereits eine posttraumatische Anosmie gelegentlich bewirken können.

Dauer der Bewußtseinsstörung als Indiz

Im weiteren soll die Erörterung auf die Fälle beschränkt bleiben, bei denen der klinische Nachweis einer Hirnkontusion nicht gelingt und bei denen nur die Dauer initialer Bewußtseinsstörungen als Indiz einer hirnkontusionellen Schädigung gewertet werden kann (Schmieder 1974).

In den Lehrbüchern differieren nun die Angaben aber sehr stark, ab welcher Dauer einer Bewußtlosigkeit eine hirnkontusionelle Schädigung wahrscheinlich ist. In „Psychiatrie in Klinik und Praxis" (Peterson 1986) ist zu lesen: „Dauert die Bewußtlosigkeit länger als 10 Minuten, ist dies ein Hinweis auf eine schwerere Verletzung des Gehirns."

Schönberger, Mehrtens und Valentin gehen in „Arbeitsunfall und Berufskrankheit" (1981) von folgendem aus: „Eine Bewußtlosigkeit unter 24 Stunden hinterläßt meist keine Restbeschwerden." Diese Einschätzung kann aber, auch gestützt auf die Ergebnisse der Computertomographie und der Kernspintomographie, bei der Begutachtung von Schädel-Hirn-Verletzungen so nicht mehr Bestand haben (Krüger et al. 1991).

Gerade die Dauer und die Schwere der initialen Bewußtseinsstörungen sind aber von grundlegender Bedeutung für die Begutachtung von Schädel-Hirn-Verletzungen, insbesondere für die psychischen Folgen und auch die sogenannten vegetativen Beschwerden.

Dabei ist nicht nur die Dauer der Bewußtlosigkeit, ausgehend von einer strengen Definition, wesentlich. Nicht weniger wichtig ist die Dauer der sich an die Bewußtlosigkeit anschließenden Bewußtseinstrübung.

Hier hat sich nach eigener Überzeugung das Wieck'sche Konzept der Funktionspsychosen, d. h. der reversiblen körperlich begründbaren Psychosen (Wieck 1977), sehr bewährt. Hier wird versucht, den fließenden Übergang der psychischen Störungen vom Abklingen der Bewußtlosigkeit bis zur Symptomfreiheit in Schweregrade einzuteilen, nämlich die Bewußtseinstrübung und die verschiedenen Schweregrade des Durchgangs-Syndroms. In den vorangegangenen Beiträgen sind diese Fragen angesprochen.

Für den Gutachter ist nun nicht die Bezeichnung der posttraumatischen psychischen Verhaltensweisen wichtig, sondern die individuelle Beschreibung, um den Schweregrad und die jeweilige Dauer der abklingenden posttraumatischen psychischen Störungen abschätzen zu können.

Leider sind den Aktenunterlagen meist zu wenig Angaben über die Gedächtnisfunktionen zu entnehmen (Delank 1990). Beschrieben wird allenfalls eine Benommenheit oder eine psychomotorische Unruhe, auch eine Erregtheit oder eine Apathie.

Glücklich ist der psychiatrische Gutachter dann, wenn der Zeitpunkt des Wiedereintritts der Langzeitmerkfähigkeit in den Arztberichten dokumentiert ist, von Daun (1990) als Übergang vom Bewußtseinszerfall zur Bewußtseinsvergröberung bezeichnet.

Auf die verschiedenen psychopathologischen Konzepte soll hier nicht weiter eingegangen werden, vielmehr soll auf die Wichtigkeit der Bewußtseinstrübung und deren Dauer für die Beurteilung von Schädel-Hirn-Verletzungen hingewiesen werden.

So ist nach eigener Meinung die Wahrscheinlichkeit einer Hirnkontusion nicht nur dann sehr hoch, wenn eine Bewußtlosigkeit von mehr als 2 Stunden vorgelegen hat, sondern auch dann, wenn eine mehrstündige ausgeprägte Bewußtseinstrübung in den Krankenblattunterlagen dokumentiert ist – sofern anderweitige Krankheitsursachen unwahrscheinlich sind. So müssen nicht nur die intrakraniellen Komplikationen, insbesondere die Blutungen abgegrenzt werden. Zu denken ist auch an andersartige Komplikationen, so beispielsweise an eine zerebrale Hypoxidose bei Rippenserienfrakturen oder auch an eine Fettembolie.

Selbstverständlich darf ein alkoholisches Entzugsdelir nicht übersehen werden. In diesen Fällen sind die genannten Schädigungen eigenständig zu bewerten, die Dauer der Bewußtseinsstörung kann dann für die Beurteilung einer Contusio cerebri nicht mehr herangezogen werden.

Vorsorglich soll aber an dieser Stelle auch darauf hingewiesen werden, daß die Annahme einer leichten kontusionellen Schädigung, auch die computertomographische Feststellung einer kleinen intrazerebralen Blutung, als solches keineswegs schon die Feststellung einer rentenberechtigenden Minderung der Erwerbsfähigkeit begründet.

Contusio cerebri ohne Commotions-Syndrom?

Ein besonderes gutachterliches Problem stellt noch die mögliche Hirnkontusion ohne schweres initiales Commotions-Syndrom dar. Immer wieder finden sich Patienten mit gedecktem Schädel-Hirn-Trauma, die kein schweres Commotions-Syndrom erlitten haben und bei denen dennoch computertomographisch kleine Kontusionsblutungen oder sogar Rindenprellungsherde nachweisbar sind. Besonders bei Verletzungen mit frontaler Gewalteinwirkung, also bei Gesichtsschädelverletzungen, wird darauf hingewiesen, daß oberflächliche frontale Hirnrindenprellungsherde ohne länger anhaltende Bewußtlosigkeit möglich sind (Probst 1971, Venzlaff 1979).

In der 3. Auflage des Lehrbuches von Scheid (1968) ist zu lesen: „So können sich die klinischen Anfangserscheinungen umschriebener Rindenprellungsherde, so insbesondere der heute häufigen fronto-basalen Verletzungen bei Verkehrsunfällen auf die einer leichteren commotio cerebri beschränken." Überraschenderweise findet sich diese Formulierung nicht mehr so eindeutig in der 4. Auflage (Scheid 1980).

Dennoch ist es außerordentlich wichtig, gerade bei den Patienten mit Gesichtsschädelverletzungen eingehend nach initialen Bewußtseinsstörungen zu fahnden. Dabei wird die Beurteilung in aller Regel erschwert durch die notwendigen Narkosemaßnahmen bei der Behandlung der Gesichtsschädelbrüche.

Besonders bei diesen Patienten ist eine eingehende und ausführliche gutachterliche Nachuntersuchung notwendig, um eine befundangemessene Beurteilung zu erreichen.

Als Beispiel sei aus der eigenen Gutachtenspraxis eine 41jährige Frau genannt, die bei einem PKW-Unfall ausgeprägte Gesichtsschädelverletzungen einschließlich einer offenen frontalen Kalottenfraktur erlitten hat und die dem D-Arzt-Bericht zufolge bei Aufnahme voll orientiert gewesen sei. Das zerebrale Computertomogramm zeigte keinen Hinweis für eine Hirnsubstanzschädigung, dennoch war 3 Jahre nach dem Unfall nach übereinstimmender Meinung mehrerer Gutachter eine leichte Wesensänderung verblieben, die mit einer MdE von 30 % bewertet wurde. Die Verletzte selbst gab eine Erinnerungslücke für den Unfall und auch die ärztliche Erstversorgung im Krankenhaus an.

Gutachterliche Untersuchung

Auch hier erfolgt die thematische Begrenzung auf die psychischen Folgen. Neben den Krankenblattunterlagen ist die ausführliche Anamnese eine nicht zu unterschätzende Entscheidungsgrundlage für die Einschätzung der psychischen Unfallfolgen. Auch wenn die angegebene Dauer der Bewußtlosigkeit im Laufe der Zeit meist länger wird, sollte immer nach der Erinnerungslücke des Verletzten gefragt werden und diese auch dokumentiert werden.

Trotz der Wichtigkeit soll hier aber nicht weiter auf die Anamnese-Erhebung eingegangen werden, lediglich die Bedeutung der Fremdanamnese unterstrichen werden. Gelegentlich kann der Bericht eines Berufshelfers der gesetzlichen Unfallversicherung aufschlußreich sein, wünschenswert wäre in weit größerem Umfang die Möglichkeit zu Sozialberichten.

Bei der Erhebung des psychischen Befundes hat der Gutachter auf die Zeichen einer organischen Persönlichkeitsstörung zu achten, er muß auch die Frage einer intellektuellen Leistungsminderung prüfen.

Auch hierauf soll nicht weiter eingegangen werden, selbst wenn leichte posttraumatische Wesensänderungen häufig verkannt werden und als psycho-reaktiv fehlgedeutet werden.

Angesprochen sei ein Sonderproblem, nämlich die leichte organische Persönlichkeitsstörung vom kritikeingeengt euphorischen Typ. Immer wieder finden sich gerade junge Patienten nach einer Hirnkontusion mit anfangs überraschender Beschwerdearmut, die heiter und gelassen wirken und die keine intellektuelle Leistungsminderung erkennen lassen.

Im weiteren Verlauf bewältigen diese Verletzten dann doch nicht die anfangs erfolgversprechende berufliche Laufbahn, sie zeigen einen Leistungsknick und reagieren mit einem Überlastungssyndrom. Dies scheint gerade bei Frontal-Hirn-Verletzten keine Seltenheit zu sein (Schmieder 1974). In entsprechenden Verdachtsfällen sollte der Gutachter daher trotz anscheinend abgeklungener Unfallfolgen eine Nachuntersuchung nach einem oder sogar nach drei Jahren im Interesse des Verletzten vorschlagen. Auch ist bei diesen Verletzten eine sehr gründliche neurologische Untersuchung zu fordern, da diese Patienten mit sehr leichter kritikeingeengt-euphorisch getönter Wesensänderung dazu neigen, Funktionsminderungen zu überspielen, teils auch nicht wahrnehmen wie zum Beispiel Gesichtsfeldausfälle bei leichten oder sogar mittelgradigen posttraumatischen Opticus-Atrophien, die sich auch mit Hilfe visuell evozierter Potentiale nicht aufdecken lassen (Grobe 1986).

Sehr wichtig bei der Beurteilung der Hirnverletzungsfolgen ist weiterhin die testpsychologische Untersuchung. Diese erfordert umfangreiche Erfahrung bei der Durchführung und Auswertung, sei es durch den untersuchenden Psychiater oder durch den klinischen Psychologen.

Dabei sollte sich die Bewertung der Testergebnisse auch auf langjährige Erfahrungen des Gutachters mit testpsychologischen Untersuchungen bei organischen psychischen Störungen stützen, nicht nur im Rahmen der Begutachtung. Aufschlußreich ist neben dem Testprofil von Leistungstests auch die Art der Durchführung. Entscheidend ist ja gerade die Abgrenzung organisch bedingter Leistungsminderungen von motivationsbedingten Minderleistungen.

Einschätzung der Unfallfolgen

Bei der Einschätzung der Unfallfolgen hat der Gutachter die jeweilige Fragestellung zu beachten (z. B. gesetzliche oder private Unfallversicherung, soziales oder ziviles Entschädigungsrecht, Schwerbeschädigtengesetz, Beurteilung von Dienstunfällen, gesetzliche Rentenversicherung). Detaillierte Richtlinien lassen sich aufgrund der Vielgestaltigkeit der zu beurteilenden neurologischen und psychischen Funktionsstörungen nicht angeben, auch wenn eine Operationalisierung wünschenswert erscheint.

In den üblichen Tabellen zur Einschätzung einer MdE oder des GdB wird vorgeschlagen, eine Hirnverletzung mit psychischen Störungen leichten Grades mit einer MdE von 30 bis 40 %, mittleren Grades mit 50 %, schweren Grades mit 60 bis 100 % einzuschätzen, die Angaben sind nicht ganz einheitlich (Anhaltspunkte 1983, Günther und Hymmen 1980, Rauschelbach 1984, Ritter 1986, Scheid 1980, Welter und Müller 1987).

Allerdings hat die übliche Gutachterpraxis in den letzten Jahren auch Kritik gefunden. So haben Mewe und Mitarbeiter (1989) 60 Schädel-Hirn-Verletzte nachuntersucht. Von 37 Schädel-Hirn-Verletzten, deren MdE mit 50 oder 60 % bewertet wurde, ist mit Ausnahme von 7 im landwirtschaftlichen Bereich Beschäftigen keiner in den ursprünglichen Beruf zurückgekehrt.

Auch nach eigener Überzeugung hat der nervenärztliche Gutachter dem sich wandelnden Arbeitsmarkt Rechnung zu tragen.

Allerdings soll damit einer unbegründeten Ausweitung der MdE-Einschätzung nicht das Wort geredet werden. Die Ausschöpfung der in den MdE-Tabellen genannten Sätze dürfte bei vergleichsweiser Betrachtung mit MdE-Sätzen anderer Gebiete zu einer befundangemessenen Bewertung führen.

Entscheidend bei der abschließenden Beurteilung von Unfallfolgen ist zum einen die wiedererreichte berufliche Tätigkeit, zum zweiten erscheint aber auch das Freizeitverhalten sehr wichtig und die durch den Unfall veränderte Lebensführung. Auf diese Gesichtspunkte wird in vielen Gutachten nicht ausreichend eingegangen, obwohl diese Verhaltensweisen für die Beurteilung doch sehr aufschlußreich sind.

Wenn ein Schädel-Hirn-Verletzter mit einer leichten bis mittelschweren Wesensänderung und mit ausgeprägten vegetativen Beschwerden einen deutlichen sozialen Rückzug wegen seiner geringen Belastbarkeit zeigt, kann nach eigener Überzeugung eine MdE von 50 % durchaus gerechtfertigt sein, selbst wenn belangvolle intellektuelle Leistungsminderungen nicht nachweisbar sind.

In einigen selbst beobachteten Fällen drängte sich der Eindruck auf, daß eine anfangs ungerechtfertigt niedrige Einschätzung der MdE zu einer Fehlentwicklung im weiteren Verlauf beigetragen hat.

Andererseits führt eine zu hohe Einschätzung anläßlich der erstmaligen Feststellung der Dauerrente bei Nachuntersuchungen sehr häufig zu unerfreulichen rechtlichen Auseinandersetzungen.

Im übrigen sollte sich der Gutachter gelegentlich auch etwas Zeit nehmen, den Verletzten kurz auf die Grundzüge der Begutachtung hinzuweisen. Kaum einem Verletzten ist – wie auch vielen Ärzten – der jeweilige Versicherungsgegenstand bekannt. So ersetzt beispielsweise die gesetzliche Unfallversicherung eben nicht den individuellen Gesundheitsschaden, sie bewertet vielmehr die Auswirkung der Unfallfolgen auf die Leistungsfähigkeit auf dem allgemeinen Arbeitsmarkt.

Auch unter diesem Gesichtspunkt soll der Gutachter dazu beitragen, langwierige rechtliche Auseinandersetzungen zu vermeiden, vor allem im Interesse der Verletzten.

Literatur

Anhaltspunkte für die ärztliche Gutachtertätigkeit (1983). Köllen, Alfter-Oedekoven
Daun H (1990) Bewußtsein, Gedächtnis und Schlaf-Wach-System, In: Lungershausen E, Kaschka WP, Witkowski RJ (Hrsg) Affektive Psychosen. Schattauer, Stuttgart New York
Delank HW (1990) Gutachterliche Problematik bei Schädel-Hirn-Traumen. TW Neurol Psychiatr 4:738–746
Grobe T (1986) Visuell evozierte Potentiale in der Begutachtung von Unfallfolgen. Med Sachverst 82:152-154
Günther H, Hymmen R (1980) Unfallbegutachtung. De Gruyter, Berlin New York
Krüger J, Vogt J, Stappenbeck C, Schoof C, Pressler M (1991) EEG, CCT und MRT bei Patienten nach leichtem und mittelschwerem Schädel-Hirn-Trauma. Nervenarzt 62:226–231
Mewe R, König HJ, Kujat V, Anagnostopoulos-Schleep J (1989) Schädel-Hirn-Verletzte und ihre Reintegration in das Erwerbsleben, Fortschr Med 107:285–288
Peterson GE (1986) Psychische Störungen nach Hirntrauma. In: Freedmann AM, Kaplan HI, Sandock BJ, Peters UH (Hrsg) Psychiatrie in Praxis und Klinik Bd. 2: Biologische und organische Psychiatrie, Thieme Stuttgart New York
Poeck K (1992) Die geschlossenen traumatischen Hirnschädigungen. In: Hopf HC, Poeck K, Schliak H (Hrsg) Neurologie in Praxis und Klinik, Band 1. Thieme, Stuttgart New York
Probst C (1971) Fronto-basale Verletzungen. Huber, Bern Stuttgart Wien

Rauschelbach HH, Jochheim KA (1984) Das neurologische Gutachten. Thieme, Stuttgart New York
Ritter G (1986) Die hirnorganischen Störungen einschließlich Anfallsleiden. In: Venzlaff U (Hrsg) Psychiatrische Begutachtung. Fischer, Stuttgart New York
Scheid W (1968) Lehrbuch der Neurologie, 3. Aufl. Thieme, Stuttgart
Scheid W (1980) Lehrbuch der Neurologie, 4. Aufl. Thieme, Stuttgart New York
Schimrigk K, Schrappe O (1981) Neurologische und Psychiatrische Erkrankungen. In: Marx HH (Hrsg) Medizinische Begutachtung. Thieme, Stuttgart New York
Schmieder F (1974) Zur Diagnostik von Schädel-Hirn-Traumen ohne neuropathologische Symptome. Med Sachverst 70:10–12
Schönberger A, Valentin A, Mehrtens G (1981) Arbeitsunfall und Berufskrankheit. Schmidt, Berlin
Unterharnscheidt F (1984) Traumatische Hirnschäden – spezielle Nosologie. In: Rauschelbach HH, Jocheim KA (Hrsg) Das neurologische Gutachten. Thieme, Stuttgart New York
Venzlaff U (1979) Intrakranielle Komplikationen bei Gesichtsschädelverletzungen. Lebensversicherungsmedizin 5:132–134
Welter FL, Müller E (1987) Schädel-Hirn-Traumen. In: Suchenwirth RMA, Wolf D (Hrsg) Neurologische Begutachtung. Fischer, Stuttgart New York
Wieck HH (1977) Lehrbuch der Psychiatrie. Schattauer, Stuttgart

Neue Aspekte in der Rehabilitation traumatischer Querschnittsyndrome

K. H. Mauritz

Prognose

In der Prognose von Querschnittlähmungen hat sich in den letzten Jahrzehnten ein dramatischer Wandel vollzogen. Lag die Sterblichkeit von Paraplegikern bis zum Ende des 2. Weltkriegs bei über 70 %, so sank sie danach durch gezielte Rehabilitationsprogramme auf ca. 4 % (Abb. 1). Diese Verbesserung war durch die Einrichtung von spezialisierten Querschnittszentren bedingt. Insbesondere Sir Ludwig Gutmann in England war mit seinen Konzepten in der Rehabilitation Querschnittgelähmter bahnbrechend.

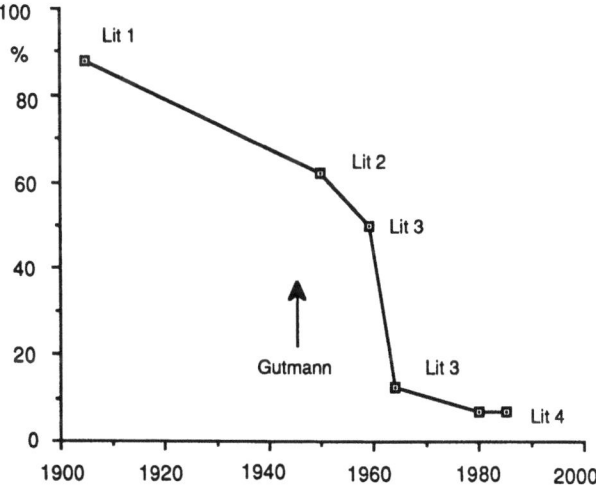

Abb. 1. Mortalität bei Tetraplegikern vom Jahr 1900 bis zur Gegenwart. Die Daten wurden verschiedenen Arbeiten entnommen (Collins 1983; Silver u. Gibbon 1968; Chesire u. Coats 1966–1967; Geisler et al. 1983). Die Eröffnung des Stoke-Mandeville-Zentrums durch L. Gutmann als eines der ersten Querschnittzentren ist durch einen *Pfeil* angedeutet

Da Patienten heute eine erheblich größere Überlebenschance haben, kommt es zu einer jährlichen Zunahme in der Gruppe der Querschnittgelähmten um ca. 700 bis 800 Personen (Meinecke 1990). Heute dürften daher in der alten Bundesrepublik etwa 25 000 Personen mit Querschnittlähmungen leben. Aufgrund der längeren Überlebenszeit treten Langzeitkomplikationen und Altersprobleme mehr und mehr in den Vordergrund (Chantraine 1990).

Durch die Verbesserung des Rettungswesens, der Intensivmedizin und der anschließenden Rehabilitation ergibt sich eine weitere Verschiebung des Patientenspektrums. So haben heute auch Patienten mit hohen Querschnitten und schweren Mehrfachverletzungen eine Überlebenschance. Dadurch ergeben sich besondere Probleme wie z. B. Langzeit- und Dauerbeatmung, erschwerte soziale und berufliche Wiedereingliederung durch Mehrfachbehinderungen. Diesen sich verändernden Bedingungen müssen Spezialeinrichtungen für Querschnittverletzte gerecht werden. In dieser kurzen Übersicht soll auf aktuelle Probleme in der Rehabilitation Querschnittgelähmter eingegangen werden.

Wiedererlangung von Funktionen

Die größten Fallzahlen über Verlauf und Effektivität einer Rehabilitationsbehandlung bei Querschnittgelähmten wurden vom britischen National Spinal Cord Injury Centre veröffentlicht (Stover and Fine 1986). Die darin verwendete Klassifizierung nach Frankel Graden A, B, C, D und E ist inzwischen international anerkannt:

A. Komplette Querschnittläsion. Motorische und sensorische Funktionen sind unterhalb eines bestimmten Segmentes vollständig aufgehoben.
B. Inkomplette Querschnittlähmung. Lediglich sensible Teilfunktionen unterhalb des betreffenden Segmentes. Komplette motorische Lähmung.
C. Inkomplette Querschnittlähmung. Einzelne motorische Funktionen unterhalb des betreffenden Segmentes erhalten, die jedoch keine praktische Bedeutung für die Motorik haben.
D. Inkomplette Querschnittlähmung. Erhaltene motorische Funktionen unterhalb des betreffenden Segmentes. Patienten dieser Gruppe können untere Extremitäten funktionell einsetzten und einige können mit oder ohne Gehhilfen gehen.

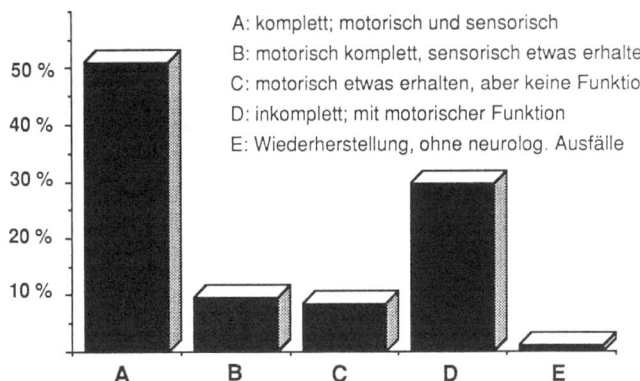

Abb. 2. Prozentuale Verteilung der Frankel Scores bei 9647 Patienten. (Daten aus Stove u. Fine 1986)

E. Wiederherstellung. Diese Patienten zeigten keine neurologischen Ausfälle mehr mit Ausnahme von pathologischen Reflexen. Keine Schwäche, keine Sensibilitätsstörungen, keine Sphinkterstörungen.

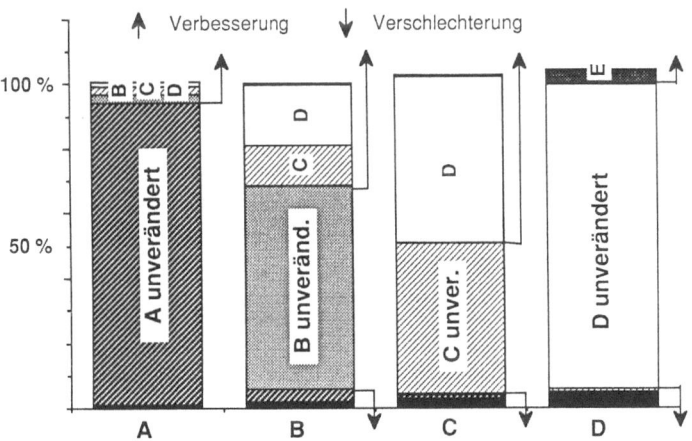

Abb. 3. Veränderung des Frankel-Scores im Verlauf der initialen Rehabilitationsbehandlung (n=9647). Auf der x-Achse ist der initiale Frankel Score aufgetragen. In den Säulen darüber die Entlassungsscores, woraus die prozentualen Verbesserungen (*Pfeil nach oben*) und Verschlechterungen (*Pfeil nach unten*) abzulesen sind. Die meisten Verbesserungen ergeben sich bei einem Anfangsscore B und C. (Aus Stover u. Fine 1986)

In Abb. 2 sind die Frankel Grade der 9647 Patienten bei Entlassung aus der ersten Rehabilitationsbehandlung aufgetragen. Abb. 3 zeigt die prozentualen Veränderungen im Sinne einer Verbesserung oder Verschlechterung. Die meisten prozentuellen Verbesserungen ergaben sich bei einem initialen Frankel Grad B und C. Klinische Beobachtungen zeigen, daß sich bei inkompletten Querschnittläsionen Verbesserungen der sensomotorische Funktionen noch während der ersten 18 Monate nach dem Trauma einstellen können.

Frühphase

Stabilisierung der Vitalfunktionen und Vermeidung von Komplikationen spielen in der Frühphase eine wichtige Rolle. Wie wichtig eine frühzeitige Überweisung von Rückenmarkverletzten in ein spezialisiertes Zentrum ist, wird durch neuere Untersuchungen unterstrichen. Danach nehmen Komplikationen erheblich zu, je später Querschnittpatienten in ein entsprechendes Zentrum gelangen (Donovan et al. 1984). In Abb. 4 ist dargestellt, daß vor allem Harnwegsinfekte, Dekubitalulcera und pulmonale Störungen bei später Überweisung zunehmen.

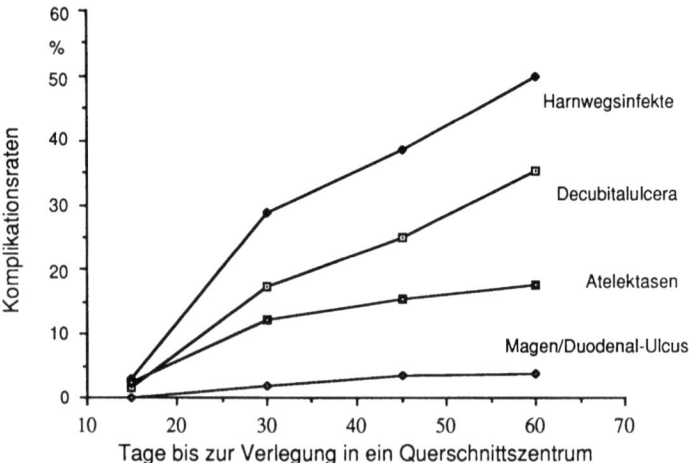

Abb. 4. Häufigkeit der Komplikationen bei verspäteter Überweisung in ein Querschnittszentrum (*SCI*: Spinal Cord Injury Center). Die Komplikationsrate steigt deutlich an, je mehr Tage der Patient in einem nichtspezialisiertem Krankenhaus verbringt. (Aus Donovan et al. 1984)

Vermeidung von Immobilisierungeffekten

Während der Akut- und Frühphase kommt es in der Rehabilitation Rückenmarksverletzter darauf an, die Auswirkungen der Immobilisierung zu vermindern. Trotz Verkürzung der Intensivphase sind Paraplegiker und Tetraplegiker auch heute noch 2 bis 10 Wochen bettlägerig. Kontrakturen, Muskelatrophien, Osteoporose, Verminderung der kardiovaskulären Leistungsfähigkeit, Thromboembolien, Decubitalgeschwüre, Lungen-

Tabelle 1. Auswirkungen einer längeren Immobilisierung

Stützapparat	Kontrakturen
	Osteoporose
Muskeln	Schwäche
	Atrophie
Kreislauf	Orthostatische Hypotension
	Verminderung des Blutvolumens
	Verminderung der Herzleistung
	Thromboembolien
	Kardiovaskuläre Regulationsstörung
Atmung	Verminderung des Atemzeitvolumens
	Hypostatische Pneumonie
	Lungenembolien
	Vermindertes Abhusten
	Erhöhter mechanischer Atemwiderstand
Harnwege	Harnsteine
	Harnstau und Infekte
	erhöhter Restharn
Elektrolythaushalt	negative Calciumbilanz
	negative Stickstoffbilanz
	neg. Phosphat- und Schwefelbilanz
	Störung des Mg-, K-, Na-Haushalts
Hormonstörungen	verminderte Insulinbindungsstellen
	erhöhte Parathormonproduktion
	verminderte Androgen- und Spermabildung
	Wachstumshormon
Magen-Darm	Obstipation, Appetitlosigkeit
	Gewichtsverlust
Haut	Dekubitalulcera
	Hautatrophie
Nervensystem	sensorische Deprivation
	depressive Verstimmung
	Abnahme intellektueller Leistung
	Koordinationsstörungen
	Gleichgewichtsstörungen

komplikationen und viele andere Immobilisierungseffekte, die in Tabelle 1 zusammengestellt sind, treten bei einer mehrwöchigen Bettlägerigkeit auf. Zur Vermeidung von Komplikationen wird ein Trainingsprogamm durchgeführt, das auf Frakturen und Instabilitäten im Wirbelsäulenbereich, auf den allgemein medizinischen Zustand und auf Begleitverletzungen Rücksicht nehmen muß.

Kontrakturen treten nicht nur durch die Lähmung auf, sondern auch durch ein Ungleichgewicht verschiedener Muskelgruppen. Es ist sehr viel leichter, Kontrakturen zu verhindern, als eingetretene Kontrakturen zurückzubilden. Große Kräfte müssen dann aufgewendet werden, wobei aufgrund der begleitenden Osteoporose Frakturen auftreten können. Passives Bewegen der oberen und unteren Extremitäten über den gesamten Bereich eines Gelenkes (ROM, range of motion) verhindert ein Schrumpfen der Gelenkkapsel, des Bindegewebes und der Muskulatur. Dieses passive Durchbewegen soll vorsichtig und ohne Gewaltanwendung erfolgen, da kritische Stimmen behaupten, daß extraartikuläre Verkalkungen durch Mikrotraumen in der gedehnten Muskulatur verursacht werden. Unterstützt werden diese passiven Bewegungen, die mehrmals täglich durchgeführt werden, durch *Lagerung* der Extremitäten. Dabei bietet sich eine Rückenlage und eine Bauchlage an. Bei Tetraplegikern wird darauf geachtet, daß das Handgelenk 30 Grad extendiert ist und die Fingergrund-, -mittel- und -endgelenke jeweils 90 Grad gebeugt sind. Dadurch kommt eine „Funktionshandstellung" zustande, die für Greifbewegungen bedeutsam ist. Trotz fehlender Fingerflexoren werden dann die Beugesehnen der Finger angespannt und dadurch ein passiver Faustschluß bewirkt. Bei Tetraplegikern wird in der Lagerung darauf geachtet, daß es durch das Überwiegen des Biceps brachii nicht zu einer Beugekontraktur im Ellbogengelenk kommt. Die unteren Extremitäten werden in „Nullstellung" gelagert.

Während der Frühphase ist es besonders wichtig, eine fortlaufende Kontrolle des neurologischen Status durchzuführen. Muskeln mit wiedererlangter Funktion müssen in das Training einbezogen werden. Ein *Krafttraining* der teilgelähmten und funktionstüchtigen Muskeln ist besonders deshalb erforderlich, weil es durch Immobilisierung rasch zu Kraftverlust auch in den intakten Muskeln kommt. Innerhalb von einer Woche ist eine Abnahme der Kraft von 20 % festzustellen. Das Training erfolgt in der Frühphase häufig durch isometrische Spannungsübungen nach der PNF-Methode.

Eine wesentliche Aufgabe der Krankengymnastik während der Frühphase ist die Verbesserung der *Atemfunktion*. Bei Halsmarkverletzungen unterhalb von C4 sind Bauchmuskulatur und Interkostalmuskeln gelähmt. Nur noch die Zwerchfellmotorik und Atemhilfsmuskeln im Halsbereich sind intakt. Dadurch kommt es anfangs zu einer Einschränkung des Atemzeitvolumens um fast 50 %. Durch Klopfen, Klatschen und Vibration wird das Abhusten von Sekret unterstützt. Thoraxkompression, Ausstreichen der Interkostalräume und Dehnlagerung der Arme sind Bestandteile der Atemtherapie. Das Eigentraining wird mit dem Giebelrohr durchgeführt.

Eine der häufigsten Immobilisationsnebenwirkungen sind *Druckgeschwüre*. Die häufigste Lokalisation liegt im Kreuzbein-Steißbein- und im Sitzbein-Bereich. Korrekte Lagerung auf geeigneten Decubitus-Matratzen und in Spezialbetten, sorgfältige Hautpflege, Anleitung des Patienten zur Druckentlastung können diese Komplikation vermeiden helfen.

Durch die Immobilisierung kommt es zu einem stark erhöhten Ca-Abbau im Knochen und einer bis zu dreifach erhöhten *Ca-Ausscheidung* im Urin. Nierensteine, die zusätzlich von Infekten der ableitenden Harnwege begünstigt werden, sind die Folge. Bei einigen Querschnittgelähmten kommt es zu einer Hyperkalziämie mit Beteiligung des zentralen Nervensystems (Lethargie, Kopfschmerzen, Krämpfe oder Koma) oder mit gastrointestinalen Symptomen.

Aufrichtephase und Spätphase

Wenn eine ausreichende Stabilisierung der Wirbelsäule gegeben ist, wird der Querschnittgelähmte über mehrere Tage hinweg langsam in eine Sitzposition gebracht. Sobald es die Kreislaufregulation zuläßt, wird der Patient mit dem Rollstuhl vertraut gemacht. Die Muskulatur oberhalb der Läsion wird durch Stütz- und Stemmübungen sowie PNF-Übungen gekräftigt. Richtige Sitzhaltung im Rollstuhl, Entlastung des Gesäßes aus sitzender Position, Erlernen des Übersetzens Bett/Rollstuhl/Toilette, Sitzbalance, Rollstuhltraining, freie Sitzbalance, Hanteltraining sind wichtige Trainingselemente in dieser Phase. Bei Tetraplegikern wird dann ein Stehtraining am elektrohydraulischen Stehbrett, bei Paraplegikern am Stehbarren durchgeführt. Bei Paraplegikern schließt sich dann eine Gehschule mit Schienen-Schellen-Apparaten oder anderen Hilfsmitteln an.

Funktionelle Elektrostimulation (FES)

Durch elektrische Reizung der intakten peripheren Nerven können in den Muskeln Kontraktionen ausgelöst werden. Diese Methode der funktionellen Elektrostimulation, die man auch als Neuroprothesen bezeichnet, wird benutzt, um bei Querschnittgelähmten verlorengegangene Funktionen wiederherzustellen. Dabei ist es erforderlich, mehrere Muskeln in koordinierter Weise zu reizen, so daß ein glatter Bewegungsablauf entsteht. Jüngste Fortschritte auf dem Gebiet der Mikroelektronik haben die Entwicklung von kommerziellen Mehrkanal-Reizgeräten ermöglicht, die zur Wiederherstellung von Gang- oder Greiffunktionen benutzt werden (Mauritz 1985, 1989). Die Reizung erfolgt entweder durch Oberflächenelektroden oder durch implantierte Elektroden. Die Abstufung der Kontraktionsstärke erfolgt durch zunehmendes Recruitment (d. h. mehr Nervenfasern und dadurch mehr motorische Einheiten werden gereizt) oder durch zunehmende Reizfrequenz. Da durch FES die peripheren Nervenendigungen im Muskel gereizt werden, eignet sich die Methode nicht bei peripheren Nervenläsionen. Zu Beginn der Trainingsperiode werden die atrophischen Muskeln für mehrere Wochen elektrisch auftrainiert. Dadurch wird der Muskel gekräftigt; außerdem werden phasische Muskelfasern in tonische umgewandelt, ein vorteilhafter Effekt, da diese bei repetitiver Reizung weniger ermüdbar sind. Nach Abschluß des elektrischen Auftrainierens werden die elektrophysiologischen und mechanischen Daten von allen beteiligten Muskeln gewonnen und dann ein „Koordinationsschema" erstellt. Der Patient erhält die Möglichkeit, über ein Steuersignal die Reizung zu initiieren und zu beeinflussen. Über die Möglichkeit, Greiffunktionen bei Tetraplegikern wiederherzustellen, wurde in früheren Arbeiten zusammenfassend berichtet (Mauritz 1985, 1989).

Die Wiederherstellung von *Gangfunktionen* beim Paraplegiker durch FES wird von mehreren Gruppen angegangen (Mauritz 1986, Quintern et al. 1989). Dabei wird entweder die Elektrostimulation alleine oder in Verbindung mit orthetischen Stützapparaten (Hybridsysteme) verwendet. Für die Standphase werden hauptsächlich die Kniestrecker benötigt, gelegentlich zusätzlich die Hüftbeuger. Die Auslösung der Schwungphase gestaltet sich etwas schwieriger: da die Hüftbeuger wegen ihrer anatomischen Lage nur schwer durch Oberflächenreizung zu erreichen sind, nützt man die Beugung während des Flexorreflexes aus. Durch Hautreizung über dem M. tibialis ant. wird dieser Schutzreflex ausgelöst und das Bein hochgezogen. Durch Vorneigen des Oberkörpers und anschließende Rei-

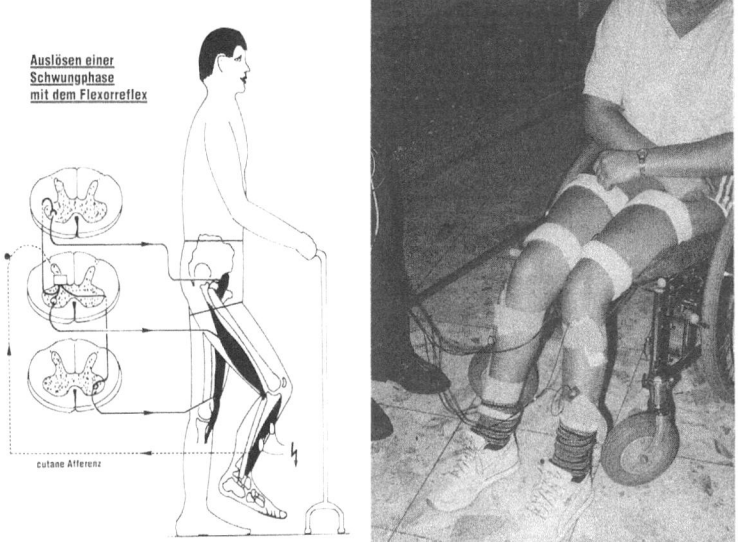

Abb. 5. a Schematische Darstellung der FES-Reizung während der Stand- und während der Schwungphase des Gehens. **b.** Anordnung der Oberflächenelektroden für die Wiederherstellung des Gehens bei einer Patientin. Die Elektroden werden durch Klettbänder befestigt

zung der Kniestrecker wird das Bein nach vorne gebracht und die Schwungphase abgeschlossen. In Abb. 5a ist die Reizung während der Stand- und während der Schwungphase dargestellt. In Abb. 5b ist die Anordnung der Oberflächenelektroden an einer Patientin gezeigt, bei der durch FES Gangfunktionen wiedererreicht wurden. Paraplegiker können mit diesen „Neuroprothesen" bis zu einer Stunde gehen, wobei die Geschwindigkeit noch sehr gering ist. Abstützung durch Gehhilfen ist zur Aufrechterhaltung des Gleichgewichts erforderlich.

Heterotope Ossifikation

Bei traumatischen Querschnittläsionen tritt eine heterotope Ossifikation in 16 % bis 53 % der Fälle auf (Abb. 6) und stellt daher eine wesentliche Komplikation dar. Diese extraartikulären Verkalkungen sind unterhalb

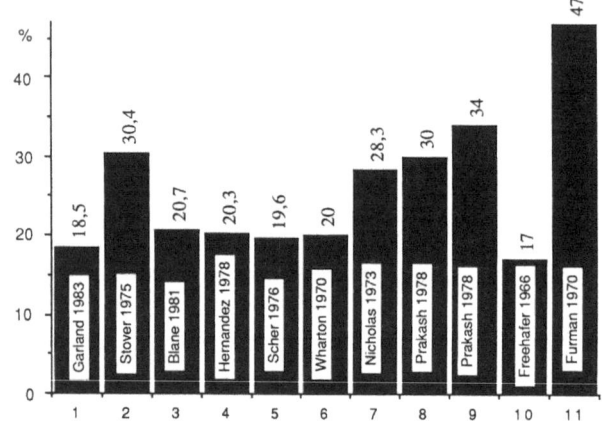

Abb. 6. Literaturübersicht über die Prävalenz von heterotoper Ossifikation bei Querschnittlähmungen. Diese Komplikation ist ziemlich häufig: Jeder 3. bis 5. Patient wird davon betroffen

des Querschnittniveaus lokalisiert und treten meistens 1 bis 4 Monate nach dem Trauma auf. Die frühesten Fälle wurden nach 19 Tagen beobachtet. Im betroffenen Bereich sind allgemeine Entzündungszeichen mit Rötung, Schwellung, Wärme zu beobachten. Differentialdiagnostisch muß eine Venenthrombose, Hämatombildung oder eine Fraktur erwogen werden. Die alkalische Phosphatase ist bei der heterotopen Verkalkung erhöht, im Röntgenbild zeigen sich nach zwei Wochen Kalkschatten. Für die Diagnose und für die Beurteilung des Verlaufs ist das Knochenszintigramm die beste Methode. Die genaue Ursache und der Pathomechanismus ist noch ungewiß, obwohl in den letzten Jahren zahlreiche Untersuchungen angestellt wurden. Eine hypoxische Gewebeschädigung und andere zusätzliche Faktoren sollen eine Umwandlung von Bindegewebszellen in Osteoblasten bewirken. Ob ein lokales Mikrotrauma (z. B. durch intensive Krankengymnastik) ätiologisch mitbeteiligt ist, wurde bisher nicht zweifelsfrei nachgewiesen.

Am häufigsten ist bei extraartikulären Verkalkungen die Hüfte betroffen. Beweglichkeit, Sitzvermögen, ADL-Fähigkeiten und berufliche Möglichkeiten sind davon berührt. In etwa 10 bis 20 % ist der Verlauf so schwer, daß eine Ankylose auftritt. Bei rechtzeitiger Diagnose wird forciertes passives Durchbewegen begonnen. Eine Therapie mit Etidronsäure (Diphos) kann im Frühstadium ein Fortschreiten der Ossifikation bremsen. Gesicherte Erfahrungen über die Dauer dieser medikamentösen Therapie liegen noch nicht vor. Manche Untersucher empfehlen eine Medikation über 6 Monate hin. Da eine heterotope Ossifikation in etwa 20 % der Querschnittpatienten auftritt, wird in jüngster Zeit eine prophylaktische Therapie mit Etidronsäure versucht. Ergebnisse darüber liegen ebenfalls noch nicht vor. Bei starken funktionellen Einschränkungen ist eine keilförmige Resektion indiziert, die allerdings erst nach „Reifung" des Knochengewebes durchgeführt wird. Die Rezidivgefahr ist groß. Nach einer operativen Behandlung an 24 Hüften trat in 22 Fällen eine erneute Verkalkung auf (Garland and Orwin 1989).

Elektrostimulation bei neurogenen Blasenstörungen

Bei dem von Brindley in London entwickelten voll implantierbaren System werden die Vorderwurzeln der Sakralnerven gereizt (Brindley et al. 1982), in denen die Nervenfasern für die Miktionsauslösung verlaufen. Gleichzeitig werden die Hinterwurzeln durchtrennt. Da durch die elektrische Reizung gleichzeitig der Detrusor und der quergestreifte Sphinkter zur Kontraktion gebracht werden, müssen die Reizintervalle so gewählt werden, daß der rasch erschlaffende quergestreifte Sphinkter den Harnfluß freigibt, während der langsam erschlaffende Detrusormuskel noch den intravesikalen Druck hochhält. Durch diese Intervallreizung wird die Blasenentleerung durch einen intermittierenden Harnfluß herbeigeführt. Die Indikation für Implantation dieses Reizsystems wird heute hauptsächlich bei Frauen mit einer sich ungenügend entleerenden Reflexblase und einer anderweitig nicht beherrschbaren Harninkontinenz gesehen (Madersbacher 1990). Obwohl bisher gute Ergebnisse vorliegen, werden Langzeitergebnisse erst nach einigen Jahren vorliegen.

Langzeitkomplikationen

Überbeanspruchungssyndrome

Bei der Hälfte aller Querschnittpatienten führen Überanstrengungen im Schultergürtelbereich zu Beschwerden („overworked upper extremity syndrome"). Sehnenentzündung, Bursitis, degenerative Gelenkveränderungen, myofasziale Schmerzen sind darin eingeschlossen.

Nervenkompressionssyndrome, insbesondere das Carpaltunnelsyndrom, sind ebenfalls häufige Spätfolgen. Rollstuhlgebrauch oder Gehhilfen führen bei 30 bis 50 % der Patienten zu Hand- und Handgelenkschmerzen, zu Schmerzen im Ellbogen- und Schulterbereich.

Frakturen

Als typische Langzeitkomplikation treten bei 1,5 bis 6 % der Patienten Frakturen der unteren Extremitäten auf. Stürze beim Umsetzen, Hängenbleiben mit den Beinen oder extensive Bewegungsübungen bei gleichzeitig bestehender Osteoporose sind auslösende Faktoren. Zur Behandlung dieser Frakturen sind meistens gut gepolsterte Schienen ausreichend. Gipsverbände sollten wegen der Decubitusgefahr vermieden werden. Operative Eingriffe sind meistens unnötig.

Atmung

Da heutzutage Patienten mit hohen Querschnittverletzungen oberhalb von C4 überleben, muß in diesen Fällen eine *Langzeitbeatmung* durchgeführt werden. Zwei Möglichkeiten für die Langzeitbeatmung stehen heute zur Verfügung: die Implantation eines Zwerchfellschrittmachers oder die Ausrüstung mit Heimbeatmungsgeräten. Beim Zwerchfellschrittmacher wird der N. phrenicus elektrisch gereizt und dadurch eine Kontraktion des Diaphragma ausgelöst. Auf diese Weise kann eine Stimulation und „Beatmung" rund um die Uhr erfolgen (Gerner und Kluger 1985). Walther (1990) beschreibt 100 Fälle von ateminsuffizienten Querschnittpatienten, wovon 65 ohne Beatmungsgerät entlassen werden konnten. Die übrigen wurden – oft nach jahrelanger stationärer Therapie – mit Heimrespiratoren ausgestattet und nach Hause entlassen. Die Investitionskosten für die häusliche Beatmungsstation betragen ca. DM 100 000,–/Patient, die laufenden Kosten für die gesamte medizinische und pflegerische Betreuung zu Hause ca. DM 400,–/Tag.

Literatur

Blane CE, Perkash I (1981) True heterotopic bone in the paralyzed patient. Skeletal Radiol 7:21–25

Brindley GS, Polkey CE, Rushton DN (1982) Sacral anterior root stimulators for bladder control in paraplegia. Paraplegia 20:365–381

Chantraine A (1990) Traumatic spinal cord injury: sequelae and rehabilitation. Curr Opin Neurol Neurosurg 3:729–732

Chesire DJE, Coats DA (1966–1967) Respiratory and metabolic management in acute tetraplegia. Paraplegia 4: 1–23

Collins WF (1983) A review and update of experimental and clinical studies of spinal cord injury. Paraplegia 21:204–219

Donovan WH, Carter RE, Bedbrook GM, Young JS, Griffith ER (1984) Incidence of medical complications in spinal cord injury: patients in specialised, compared with non-specialised, centres. Paraplegia 22:282–290

Freehafer AA, Yurick R, Mast WA (1966) Para-articular ossification in spinal cord injury Med Serv J Canada: 471–478

Furman R, Nicholas JJ, Jivoff L (1970) Elevation of the serum alkaline phosphatase coincident with ectopic formation in paraplegic patients. J Bone Joint Surg [Am] 52: 1131–1137

Garland DE, Alday B, Venos KG (1983) Diphosphonate treatment for heterotopic ossification in spinal cord injury patients Clin Orthop Rel Res 176: 197–200

Garland DE, Orwin JF (1989) Resection of heterotopic ossification in patients with spinal cord injuries. Clin Orthop 242: 169–176

Geisler WO, Jousse AT, Wynne-Jones M, Breithaupt D (1983) Survival in traumatic spinal cord injury. Paraplegia 21: 364–373

Gerner HJ, Kluger P (1985) Ateminsuffizienz bei Querschnittlähmungen. In: Schirmer M (Hrsg) Querschnittlähmungen. Springer, Heidelberg New York Tokyo, S 490–499

Halar EM, Bell KR (1988) Contracture and other deleterious effects of immobility. In: DeLisa JA (ed) Rehabilitation medicine. Lippincott, Philadelphia, pp 448–462

Hernandez AM, Forner JV, da la Furent T, Gonzalez C, Miro R (1978–1979) Paraarticular ossification in our paraplegics and tetraplegics. Paraplegia 16: 272–275

Madersbacher H (1990) Elektrostimulation der Harnblase und Schließmuskelprothese: Wirkungsweise, Indikation und Ergebnisse. In: Meinecke F-W (Hrsg) Querschnittlähmungen. Springer, Berlin Heidelberg New York Tokyo, S 210–217

Mauritz KH (1985) Funktionelle neuromuskuläre Stimulation als neue Methode in der Rehabilitaion Querschnittgelähmter. In: Schirmer M (Hrsg) Querschnittlähmungen. Springer, Berlin Heidelberg New York, S 490–499

Mauritz KH (1986) Restoration of posture and gait by functional neuromuscular stimulation (FNS). In: Bles W, Brandt T (eds) Disorders of posture and gait. Elsevier, Amsterdam, pp 367–385

Maurith KH (1989) Rehabilitation bei Halsmarkläsionen. Kügelgen B, Hillemacher (Hrsg) Halswirbelsäule. Springer, Berlin Heidelberg New York Tokyo, S 163–179

Meinecke F-W ((1990) Schlußbemerkungen. In: Meinecke F-W (Hrsg) Querschnittlähmungen. Springer, Verlag Berlin Heidelberg New York Tokyo, S 320–330

Nicholas JJ (1973) Ectopic bone formation in patients with spinal cord injury Arch Phys Med Rehabil 54: 354–359

Prakash V, Lin MS, Perkash I (1978) Detection of heterotopic calcification with 99Tc-pyrophosphate in spinal cord injury patients. Clin Nucl Med 3: 167–169

Quintern J, Minwegen P, Mauritz KH (1989) Control mechanisms for restoring posture and movements in paraplegics. Progr Brain Res 80: 489–502

Scher AT (1976) Incidence of ectopic bone formation in post-traumatic paraplegic patients of different racial groups. Paraplegia 14: 202–206

Silver JR, Gibbon NOK (1968) Prognosis in tetraplegia. Br Med J 4: 79–83

Stover SL, Hataway CG, Zeiger HE (1975) Heterotopic ossification in spinal cord injured patients. Arch Phys Med Rehabil 56: 199–204

Walther W (1990) Langzeitbeatmung. In: Meinecke F-W (Hrsg) Querschnittlähmungen. Springer, Berlin Heidelberg New York Tokyo, S 44–48

Wharton GW, Morgan TH (1970) Ankylosis in the paralized patient. J Bone Joint Surg [Am] 52: 105–112

Das posttraumatische zervikoenzephale Syndrom

B. Kügelgen

„Zervikoenzephales Syndrom" ist eine populäre Diagnose geworden. Sie findet sich in vielen Gutachten, und eine ganze Reihe von Therapeuten behandeln ihre Patienten aufgrund dieser Diagnose, wenn auch mit sehr unterschiedlichen Methoden. Dennoch ist diese Diagnose nicht unproblematisch. Es muß erstaunen, daß in den nunmehr 38 Jahren, in denen diese Diagnose verwendet wird, die Vertreter des für das Enkephalon zuständigen Faches, die Nervenärzte, diesen Begriff nicht akzeptieren: In den Lehrbüchern der Fächer Neurologie und Psychiatrie spielt dieses Syndrom keine Rolle. Es ist an der Zeit, die Diskussion um diese Diagnose interdisziplinär unter Einschluß der Nervenärzte zu beleben.

Nomenklatur

Der Begriff „zervikoenzephales Syndrom" wurde 1953 von Kuhlendahl eingeführt; er wollte vor allem die Bezeichnung „migraine cervicale" des Schweizers Bärthschi-Rochaix (1949) ersetzen (zit. n. Krämer 1983a). Bereits 1926 hatte Barré das „Syndrome sympathique cervical posterieur", bestehend aus Schwindelerscheinungen und Hörstörungen, beschrieben. Freilich waren die pathophysiologischen Vorstellungen der Autoren sehr unterschiedlich.

(Bei Verwendung der Begriffe „zervikozephal" oder „zervikookzipital" gegenüber „zervikoenzephal" ist zu prüfen, ob es sich tatsächlich nur um eine Erkrankung des Schädels handeln soll oder ob eine philologische Insuffizienz des Autors vorliegt.)

Klinik des zervikoenzephalen Syndroms

Beschwerdebild

Es gibt in der Literatur eine Fülle von Beschreibungen des zervikoenzephalen Syndroms. Beispielhaft seien ein orthopädischer, ein manualmedizinischer, ein psychosomatischer und ein neurologischer Autor zitiert.

Krämer (1987): Kopfschmerzen, Schwindelerscheinungen, Gehörstörungen, Augenstörungen, Schluckstörungen

Gutmann (1988): Schwindel, Sehstörungen, Kopfdruck, Stirnschmerz, Augenschmerz, Störungen von Schlaf, Gedächtnis, Antrieb, vegetative Störungen (Kreislauf, Wasserhaushalt, Schweißsekretion, normokalzämische Tetanie u. a.). Gutmann faßt die von ihm aufgeführte Liste als „zephal-dienzephale Symptome" auf.

Zenner (1987): Kopf-Nacken-Schmerzen, Schlafstörungen, Veränderungen der Vita sexualis, Schwindel, Nervosität, Erschöpfungsgefühle, Antriebsverminderung, Suizidgedanken, Wesenänderung in Form von Empfindlichkeit, Unkonzentriertheit, vermehrte Reizbarkeit.

Krämer (1983a): u. a. Übelkeit, Brechreiz, präkordiale Schmerzen. Der Autor spricht aber ausdrücklich von unspezifischen und schwer abgrenzbaren Allgemeinsymptomen.

Klinische Befunde

Bei einer Reihe von schweren Erkrankungen – z. T. mit letalem Ausgang – finden sich schwere neurologische Ausfälle, die aber ätiologisch eindeutig zugeordnet werden können. Diese eindeutigen, unstrittigen, häufig zitierten, aber seltenen Kasuistiken sollen hier nicht behandelt werden. Strittig sind die Fälle mit normalem oder jedenfalls nicht eindeutigem neurologischen pathologischen Befund. Bei diesen Fällen werden gerade unter dem psychischen Befund immer wieder Beschwerden aufgelistet, also klinische Untersuchung mit Anamnese verwechselt. Oft werden vielfältige manualmedizinische Befunde beschrieben. Von besonderer Bedeutung sind die sogenannten Kopfgelenke, besonders das obere (C0/C1). Hier soll häufig als Ursache für ein zervikoenzephales Syndrom eine Blockierung vorliegen (Wolff 1983). Hinzukommen können Irritationszonen und Weichteilbefunde. Bemerkenswert sind noch die Ausführungen von Lang und Kehr (1983), die als klinische Symptome der vertebragenen Insuffizienz der A. vertebralis (sie schließen ausdrücklich die neurogene Hypothese aus) nur Drop attacks und als psychische Störungen Asthenie, Sinistrose und Depression anführen.

Apparative Befunde

Erwähnt werden neurophysiologische und radiologische Befunde. Immer wieder werden EEG-Befunde angeführt, allerdings keineswegs einheitlich und auch nicht im Sinne eines zwingenden Beweises. Gleiches gilt für die komplizierten Untersuchungen des akustovestibulären Systems. Wir haben versucht, verschiedene Arbeitsgruppen einander gegenüberzustellen (Übersicht in Neuroorthopädie 4). Die Befunde sind wohl nicht einheitlich, widersprüchlich die Interpretation. Die Frage des rein zervikal bedingten Schwindels ist auf keinen Fall endgültig geklärt (Thoden u. Mergner 1988; Doerr u. Thoden 1988).

Auch die zunächst viel beachteten Befunde von Arlen (1985), der eine Veränderung der frühen akustisch evozierten Potentiale durch die manualmedizinische Therapie der Kopfgelenke glaubte nachweisen zu können, waren nicht reproduzierbar. Neuerdings wurden von Hülse (1990) Veränderungen der visuell evozierten Potentiale berichtet. Die Befunde sind kaum glaublich, außerdem hält die Untersuchungsschilderung einer kritischen Überprüfung nicht stand. Durch eine Kopfwendung zu einer Seite sei ein einseitiger völliger Potentialverlust provozierbar, dies auch bei binokulärer Ableitung. Wenn auch besonders von manualmedizinischer und orthopädischer Seite oft eine umfangreiche radiologische Diagnostik gefordert wird, so lassen sich die angeblich entscheidenden Veränderungen (C0/C1) bei der konventionellen Röntgentechnik nicht vollständig erfassen. Erst die funktionelle Computertomographie gestattet die Beurteilung der Beweglichkeit und damit der Gelenkfunktion auch in der Rotationsebene. Für die Röntgen-Untersuchung der mittleren und unteren HWS ist bemerkenswert, daß die von Dvorak (1989) für reproduzierbare Ergebnisse als zwingend beschriebene Technik mit passiver Einstellung bisher nur ausnahmsweise durchgeführt wird. Auch die von Arlen (1979) beschriebene biometrische Röntgen-Funktionsdiagnostik der HWS ist nicht sehr weit verbreitet. Einmal ist das Verfahren recht aufwendig, zum anderen gehen die Untersuchungen von aktiver HWS-Einstellung aus.

Pathophysiologie

Nicht nur Barré (1926) hielt die anschaulich darstellbaren morphologischen Veränderungen der HWS für die entscheidende Ursache, diese führten via hinterem Halssympathicus via N. vertebralis zu einer Beeinträchtigung der A. vertebralis – Kompression zur vertebrobasilären Insuffizienz. Andere Autoren unterstellten eine unmittelbare mechanische Reizung der A. vertebralis, teils mit, teils ohne Gefäßspasmus. Seit Brodal (1967) bei der Katze aufsteigende Bahnen zu den vier Terminalkernen des Gleichgewichtsapparates nachwies, werden unmittelbare Verbindungen von den Kopfgelenken zum Hirnstamm auch beim Menschen unterstellt. Der oben zitierte Hinweis auf das Dienzephalon ist in der manualmedizinischen Literatur weit verbreitet, eine Verbindung von oberem Kopfgelenk zu Hirnstamm (akustischen, vestibulären, optischen Zentren) sowie Dienzephalon wird als zwingend vorausgesetzt.

Diskussion

Zweifelsfrei gibt es Verletzungen, bei denen es zu einer gleichzeitigen Läsion von HWS und Gehirn kommt. Krämer (1983) unterteilt 5 Unfallmechanismen im kraniozervikalen Bereich:

1. Direktes Halswirbelsäulen-Trauma
2. Direktes Schädel-Hirn-Trauma
3. Indirektes Schädel-Hirn-Trauma bei direktem Halswirbelsäulen-Trauma
4. Indirektes Halswirbelsäulen-Trauma bei direktem Schädel-Hirn-Trauma
5. Indirektes Halswirbelsäulen- und Schädel-Hirn-Trauma

Für eine Commotio cerebri ohne Anprall des Kopfes im Rahmen einer HWS-Beschleunigungsverletzung bedarf es sehr hoher Energien (Ommaya u. Hirsch 1971). Eine initiale Bewußtseinsbeeinträchtigung ist zudem ein verläßlicher klinischer Hinweis. Noch eindeutiger sind die seltenen Fälle mit schwerem neurologischen Defizit und dann auch nachweisbaren zusätzlichen Läsionen anderer Organe (Gefäße, Nerven, Zeichen des direkten Schädel-Hirn-Traumas).

Eine Quelle von Problemen dagegen sind die leichteren Halswirbelsäulenverletzungen, bei denen keine eindeutigen neurologischen Defizite zerebraler Funktionen und keine eindeutigen initialen Bewußtseinsbeeinträchtigungen nachzuweisen sind.

Große Bedeutung kommt zunächst den klinischen Ergebnissen zu. Für das Ausmaß einer Verletzung gibt der klinische Verlauf sehr gute Hinweise. In aller Regel geht eine schwere Verletzung mit schweren initialen Störungen einher. Hiervon gibt es Ausnahmen, die aber im Einzelfall sehr gut zu begründen sind. Im Bereich der organischen Schädigung des Nervensystems handelt es sich in der Regel um Schwellungszustände oder – häufiger – spätere Blutungen oder andere Gefäßkomplikationen, die zu solchen Ausnahmen führen können. Es ist gerade das Fehlen solcher Nachweise, die die Hypothese einer zervikogenen vertebro-basilären Insuffizienz unwahrscheinlich machen. Fehlende mechanische Reproduzierbarkeit oder fehlende zeitliche Parallelität zum Unfall sind banale, aber triftige Einwände. Noch wichtiger erscheint die deutliche Diskrepanz der hier unterstellten vertebro-basilären Insuffizienz zu dem sonstigen, dem Nervenarzt bestens vertrautem Bild der vertebro-basilären Insuffizienz. Die gefäßbedingten Hirnstamm-Syndrome sind dem Nervenarzt bestens bekannt und ein Zeugnis akribischer neurologischer Befunderhebung, am bekanntesten in Form des Wallenberg-Syndroms. Die unter zervikoenzephalem Syndrom zusammengestellte Beschwerdeliste und Liste von Befindlichkeitsstörungen bei normalem neurologischen Befund sind eben nicht typisch für vaskulär bedingte Hirnstamm-Syndrome. Gleiches gilt für die Hypothese der neurogen induzierten Gefäßspasmen der A. vertebralis. Diese Spasmen sind ja gerade deswegen so gefürchtet, weil sie eben häufig zu einem klinisch manifesten Hirnstamm-Syndrom führen können mit typischer neurologischer Symptomatik und eben nicht in einem bunten Muster von Befindlichkeitsstörungen quasi steckenbleiben. Zudem spricht gegen beide pathophysiologische Konzepte die angeblich prompte Besserung nach Manualtherapie (Wolff 1983): Ein vaskulär bedingtes Hirnstamm-Syndrom hat seine eigene Krankheitsdynamik auch nach völliger Ausschaltung der Ursache und klingt nie schlagartig wieder ab.

Auch der Nachweis von Brodal (1967) von aufsteigenden Bahnen zu den 4 Terminalkernen des Gleichgewichtsapparates bei der Katze gestattet auf keinen Fall, diesen Bahnen einer bestimmten Tierspezies pathogenetische Bedeutung bei einem umstrittenen Krankheitsbild beim Menschen zuzubilligen.

Die Bewertung des manualmedizinischen Befundes ist von großer Bedeutung. Die Blockierung der Kopfgelenke und die angeblich dadurch bedingte, auf bisher noch nicht geklärten Bahnen weitergeleitete Störung des Hirnstammes („zerviko-dienzephale Symptomatik") breitet sich im Schrifttum wie in Gutachten flächenbrandhaft aus. Das angeblich entscheidende Gelenk, die Verbindung von Okziput zum Atlas (C0/C1), dient im wesentlichen der Inklination und Reklination, nur gering der Rotation. Inklination und Reklination zu prüfen setzt eine gewisse manualmedizinische Erfahrung voraus, das Ausmaß der Rotation ist ausgesprochen schwierig zu beurteilen, da der Winkelausschlag nur sehr gering ist. Wolff (1983) führt hierzu aus:

„1. Besonders blockierungsempfindlich – mit anderen Worten – traumatisch störanfällig, scheint das Atlanto-Okzipitalgelenk zu sein und hier wieder besonders das Gelenkspiel für Rotation.
2. Diese Blockierungen zeigen eine besonders geringe Tendenz zur spontanen Selbstbefreiung, d. h. in praxi können sie monate-, jahrelang bestehen bleiben, wenn nicht eine exogene Kraft eingreift."

Oppel (1989) gibt bei der funktionellen Computertomographie für die Rotation in C0/C1 folgende Normalwerte für die Gesamtrotation an: 2,4 (eigene Untersuchung), 2,0 (Penning u. Wilmink 1987) und 9,6 (Dvorak und Hajek 1986). Diese gravierenden Differenzen in einem bildgebenden Verfahren kommentiert Oppel: „ Die Normgrenzen des individuell und meßtechnischen Normalen stehen noch aus." Jeder mag selbst beurteilen, wie schwierig es ist, mit *klinischen* Methoden solch geringe Rotationsspielräume zu erfassen und zu beurteilen, zumal wenn bei einer *objektiven bildgebenden* Methode solche Divergenzen bestehen.

Zurecht verweist Wolff (1983) darauf, daß Blockierungen zumal im Kopfgelenkbereich ausgesprochen langwierig verlaufen können. Korrekterweise muß aber zugegeben werden, daß solche Blockierungen auch völlig ohne Beschwerden beobachtet werden können. Der vermeintlich entscheidene Schlußstein in der Argumentation für die Bedeutung der Kopfgelenke liegt weniger im manualmedizinischen *Befund*, sondern in dem immer wieder beschriebenen und zweifelsfrei zu beobachtenden *Beschwerdewechsel* nach manualmedizinischer Therapie. Dieses Phänomen ist wichtig und bedarf unbedingt weiterer Untersuchungen. Es ist jedoch mit Sicherheit ein Fehlschluß, aus dieser – oft ja auch nur vorübergehenden – erfolgreichen Therapie einen unumstößlichen Beweis für das richtige pathogenetische Konzept zu konstruieren.

Die Annahme eines sog. posttraumatischen zervikoenzephalen Syndroms in Fällen ohne neurologisches Defizit stößt auch insofern auf

Probleme, als sie sich nicht zwangsläufig in die psychiatrische Systematik einordnen lassen. Hirnorganische zerebrale Funktionsstörungen führen zu Bewußtseinsbeeinträchtigungen, weiterhin kommen neuropsychologische Defizite durch hirnlokale Beeinträchtigungen vor. Die für die hier zur Debatte stehenden zervikoenzephalen Syndrome ohne neurologische Defizite aufgeführten Beschwerdelisten und Befindlichkeitsstörungen sind auf keinen Fall beweisend für eine hirnorganische Genese, weder kortikal noch dienzephal. Sie gehören vielmehr zu den häufigsten Problemen, mit denen ein Nervenarzt konfrontiert wird, auch bei einer Heerschar von Patienten ohne HWS-Erkrankungen.

Sie lassen sich zwanglos als psychovegetative oder psychosomatische Begleiterscheinungen werten. Hierfür möchte ich auch meine eigenen Erfahrungen anführen: Unter einer nicht geringen Anzahl von Patienten mit offenkundig leichter HWS-Verletzung im Sinne einer Distorsion und unterstelltem zervikoenzephalen Syndrom mit kompliziertem Verlauf unterschied sich der therapeutische Erfolg einzig und allein nach der Zugänglichkeit für das therapeutische Konzept: Manualmedizinische, physikalische und einfach psychotherapeutische Maßnahmen reichten bei den kooperativen Patienten zur Ausheilung der Beschwerden in kurzer Zeit.

Die Einführung des Begriffes „posttraumatisches zervikoenzephales Syndrom" gerade in den leichteren Fällen ist therapeutisch ohne Konsequenzen. Es gibt keine spezielle hirnorganische Therapie, wenn sie versucht wird, ist sie abwegig. Der Forderung der Manualmediziner nach genauem Befund und fachkundiger Therapie ist beizupflichten, die aus einem Therapieerfolg abgeleiteten Thesen über hirnorganische Veränderungen sind nicht ausreichend begründet. Im Falle des Gutachtens haben derartige Annahmen erst recht nichts zu suchen. Sie sind nach der Rechtslage viel zu schwach begründet. Damit wird eine für die psychovegetativen bzw. psychosomatischen Beschwerden anzuschuldigende Veränderung des Bewegungsapparates gar nicht ausgeschlossen, ein Behandlungsversuch in keiner Weise dem Kranken verwehrt. Es ist ein grotesker Fehlschluß, die manualmedizinische Qualifikation eines Arztes danach zu beurteilen, ob er ein zervikoenzephales Syndrom akzeptiert.

Die Ursachen für viele Schwierigkeiten liegen in der umfangreichen Differentialdiagnose und der Beteiligung vieler Fachdisziplinen. So wenig wie viele Nervenärzte manualmedizinische Kenntnisse aufweisen, so schwer tun sich Orthopäden und Manualmediziner mit neurologischen und insbesondere psychiatrischen Fragestellungen. Der Nervenarzt wird nur selten initial hinzugezogen, die meisten Fälle verlaufen ja initial ohne Beteiligung des Nervensystems. Wenn überhaupt wird der Nervenarzt zur elektrophysiologischen Diagnostik hinzugezogen, deren Indikation und Aussagewert oft falsch beurteilt werden. Zudem gibt es von Seiten der Patienten Widerstände gegen die Vorstellung beim Psychiater.

Eine Verbesserung der Situation ist nur zu erwarten durch eine Intensivierung des interdisziplinären Gespräches. So wie die Manualmedizin zum anerkannten Diskussionsteilnehmer geworden ist, muß dies auch wieder für die Neurologen und insbesondere zusätzlich auch für die Psychiater gefordert werden. Dann gilt es gemeinsam einige schwierige Fragen zu klären: Wie wirkt eine manualmedizinische Behandlung der Kopfgelenke? Wie sind veränderte Wahrnehmungen des Gleichgewichtes, des Hörens und des Sehens zu erklären? Die agitatorische Verbreitung von Hypothesen als wissenschaftlich erwiesene Ergebnisse zu diesen Fragen hat dringend erforderliche interdisziplinäre Untersuchungen zu diesen Fragen erstickt. Das ist das eigentliche Problem. Nur durch unvoreingenommene, sorgfältige, interdisziplinäre Untersuchungen kann der zweifelsfrei unbefriedigende Wissensstand verbessert werden. Bis dahin kann vor einer leichtfertigen Verwendung des Begriffes „posttraumatisches zervikoenzephales Syndrom" nur nachdrücklich gewarnt werden.

Literatur

Arlen A (1979) Biometrische Röntgen-Funktionsdiagnostik der Halswirbelsäule. Fischer, Heidelberg

Arlen A, Gehr B, Godefroy H (1985) Reversible Veränderungen der Hirnstammpotentiale nach manipulativer Atlastherapie bei zervikoenzephalen Syndromen; erste Ergebnisse. In: Hohmann D, Kügelgen B, Liebig K (Hrsg) Neuroorthopädie 3. Springer, Berlin Heidelberg New York Tokyo

Barré J A (1926) Sur un syndrome sympathique cervical postérieur et sa cause fréquente: lathrite cervicale. Rev Neurol 33: 1246

Bärthschi-Rochaix (1949) Migraine cervicale (Das encephale Syndrom nach Halswirbeltrauma). Huber, Bern

Brodal A (1967) Anatomical organisation of cerebello-vestibulo-spinal pathways. Symposion on myostatic, kinesthetic and vestibular mechanism. Ciba, London

Doerr M, Thoden U (1988) Zervikal ausgelöste Augenbewegungen. In: Wolff D (Hrsg) Die Sonderstellung des Kopfgelenkbereiches. Springer, Berlin Heidelberg New York Tokyo

Dvorak J (1989) Röntgenfunktionsanalyse der Halswirbelsäule: Technik und Normalwerte. In: Kügelgen B, Hillemacher A (Hrsg) Problem Halswirbelsäule. Springer, Berlin Heidelberg New York Tokyo

Dvořák J, Hayek J (1986) Diagnostik der Instabilität der oberen Halswirbelsäule mittels funktioneller Computertomographie. Röfo 145:582–585

Gutmann G (1988) Klinik von posttraumatischen Funktionsstörungen der oberen HWS: Symptomkombination und Symptomdauer, Frage der Latenz. In: Wolff D (Hrsg) Die Sonderstellung des Kopfgelenkbereiches. Springer, Berlin Heidelberg New York Tokyo

Hohmann D, Kügelgen B, Liebig K (Hrsg) (1983) Neuroorthopädie 1. Springer, Berlin Heidelberg New York Tokyo

Hohmann D, Kügelgen B, Liebig K (1988) Neuroorthopädie 4. Springer, Berlin Heidelberg New York Tokyo

Hülse M (1983) Hör- und Gleichgewichtsstörungen im Rahmen der vertebrobasilären Insuffizienz und im Rahmen der funktionellen Kopfgelenkstörungen. In: Hohmann D, Kügelgen B, Liebig K (Hrsg) Neuroorthopädie 1. Springer, Berlin Heidelberg New York Tokyo

Hülse M (1990) Objektivierung einer durch Halstorsion provozierten Sehstörung. Manuel Med 28:23–27

Krämer G (1983a) Diagnostik neurologischer Störungen nach Schleudertraumen der Halswirbelsäule. Dtsch Med Wochenschr 108:586–588

Krämer G (1983b) HWS-Schleudertraumen. Med Welt 34:1134–1140

Krämer J (1987) Bandscheibenbedingte Erkrankungen, 2. Aufl. Thieme, Stuttgart

Kügelgen B (1989) Klinik, Diagnose, Differentialdiagnose und Therapie zervikaler Bandscheibenerkrankungen, In: Kügelgen B, Hillemacher A (Hrsg) Problem Halswirbelsäule, Springer, Berlin Heidelberg New York Tokyo

Kügelgen B, Hillemacher A (1989) Problem Halswirbelsäule, Springer, Berlin Heidelberg New York Tokyo

Lang G, Kehr P (1983) Vertebragene Insuffizienz der Arteria vertebralis. In: Hohmann D, Kügelgen B, Liebig K (Hrsg) Neuroorthopädie 1. Springer, Berlin Heidelberg New York Tokyo

Ommaya A, Hirsch J (1971) Biomechanics 4:13–21

Oppel U (1989) Funktionelle Computertomographie bei zervikozephalen Beschwerdebildern. In: Kügelgen B, Hillemacher A (Hrsg) Problem Halswirbelsäule. Springer, Berlin Heidelberg New York Tokyo

Penning L, Wilmink J T (1987) Rotation of the cervical spine. Spine 12:732–738

Thoden U, Mergner T (1988) Propriorezeptoren der oberen Kopfgelenke: Bedeutung für Augenbewegungen und Schwindel. In: Hohmann D, Kügelgen B, Liebig K (Hrsg) Neuroorthopädie 4. Springer, Berlin Heidelberg New York Tokyo

Zenner P (1987) Die Schleuderverletzung der Halswirbelsäule und ihre Begutachtung. Springer, Berlin Heidelberg New York Tokyo

Wolff D (1983) Manual-medizinische Erfahrungen bei Weichteilverletzungen der Halswirbelsäule. In Hohmann D, Kügelgen B, Liebig K (Hrsg) Neuroorthopädie 1. Springer, Berlin Heidelberg New York Tokyo

Wolff D (1988) Die Sonderstellung des Kopfgelenkbereiches. Springer, Berlin Heidelberg New York Tokyo

Nervenverletzungen

M. Stöhr

Nervenverletzungen sind durch Gewalteinwirkung auf bestimmte Anteile des peripheren Nervensystems bedingte Schädigungen, wobei Zug und Druck die wichtigsten stumpfen, Stich und Schnitt die häufigsten scharfen Schädigungsmechanismen darstellen. Häufig sind im Gefolge einer mechanischen Gewalteinwirkung nicht nur einzelne oder mehrere Nerven, sondern außerdem Knochen und Weichteile in die Schädigung einbezogen oder stehen sogar im Vordergrund der Symptomatik. In diesen Fällen sind auf eine Nervenverletzung hinweisende Initialsymptome Parästhesien, Sensibilitätsstörungen und Paresen, wobei neurogene Paresen von Pseudoparesen infolge Schmerzschonung sowie von tendinogenen Paresen bei Sehnenverletzungen abzugrenzen sind.

Bei jeder Nervenverletzung muß sich der Untersucher die folgenden Fragen stellen:
– Welcher Nerv bzw. Plexusanteil ist verletzt?
– Wo liegt der Läsionsort?
– Liegt ein stumpfes oder scharfes Trauma vor und welcher Schädigungsgrad ist eingetreten?
– Welche therapeutischen Maßnahmen sind erforderlich?

Im weiteren Verlauf gilt es außerdem, eine Abschätzung der regeneratorischen Vorgänge vorzunehmen und nach deren Abschluß das funktionelle Endergebnis festzuhalten, ggf. auch gutachtlich zu bewerten.

Ermittlung des Ausfallsmusters

Der erste Schritt in der diagnostischen Abklärung einer Nervenverletzung besteht in der exakten Festlegung des Ausfallsmusters. Hierzu müssen die motorischen, sensiblen und vegetativen Funktionen im Bereich der verletzten Gliedmaße überprüft werden. Findet sich dabei beispielsweise eine Parese der lateralen Daumenballenmuskulatur, eine Sensibilitätsstörung an den radialen 3½ Fingern und im selben Bereich eine Hyp- oder Anhidrose, liegt eine Schädigung des N. medianus nahe.

Schwierigkeiten bei der Ermittlung der senso-motorischen Störungen ergeben sich bei unzureichender Mitarbeit, Schmerzschonung und ausgedehnten Begleitverletzungen (unter Umständen mit Sehnendurchtrennungen und Kontrakturen). In diesen Fällen muß die motorische Funktionsprüfung ergänzt werden durch eine elektromyographische Untersuchung paretischer (bzw. „pseudoparetischer") Muskeln, die Sensibilitätsprüfung durch eine sensible Neurographie sowie einen Ninhydrin-Test (Stöhr und Bluthardt 1987; Stöhr und Riffel 1988). Besonders bei schweren und ausgedehnten Gliedmaßenverletzungen muß an die Möglichkeit kombinierter traumatischer Nervenläsionen sowie an etwaige Nervenschädigungen in verschiedenen Etagen gedacht werden. So kommen z. B. im Zusammenhang mit Humerusfrakturen kombinierte Läsionen der Nn. radialis, medianus und ulnaris vor; außerdem ist eine Kombination solcher Armnervenläsionen mit einer Begleitverletzung des Plexus brachialis möglich.

Außer der Gefahr, die Mitbeteiligung eines Nerven bei einer Gliedmaßenverletzung zu übersehen, besteht auch die umgekehrte Möglichkeit, fälschlicherweise eine kombinierte – statt einer isolierten – Nervenverletzung zu unterstellen. Häufig ist dies bei einer isolierten Radialisschädigung in Höhe des Oberarmes der Fall: Aus der Abduktionsschwäche der Finger (an der sich die radialisinnervierten Fingerextensoren beteiligen) wird auf eine Mitbeteiligung des N. ulnaris geschlossen, aus der Schwäche des Faustschlußes auf eine solche des N. medianus (Abb. 1).

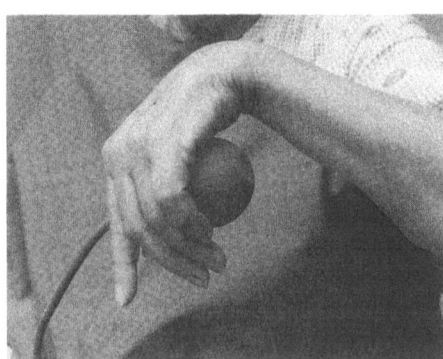

Abb. 1. Eine Radialislähmung mit Fallhand geht – trotz normaler Kraft der Fingerbeuger – mit einer Schwäche des Faustschlußes einher, da dieser nur bei gleichzeitiger Streckung im Handgelenk kräftig durchgeführt werden kann

Dabei ist letztere lediglich dadurch bedingt, daß die Kraftübertragung der intakten Fingerbeuger nur bei gestrecktem Handgelenk ein Wirkungsoptimum aufweist und mit zunehmender Beugung des Handgelenkes schlechter wird.

Feststellung des Läsionsortes

Der Ort einer Nervenschädigung ist in manchen Fällen – z. B. bei Messerstich- oder Glasschnitt-Verletzungen – auf den ersten Blick zu erkennen. Man muß sich allerdings vor Fehlinterpretationen hüten. So muß z. B. eine Sensibilitätsstörung der Hand nach einem Eingriff am Handgelenk nicht hierauf zurückgehen, sondern kann eine Folge der Lagerung oder des angelegten Tourniquet darstellen (Abb. 2).

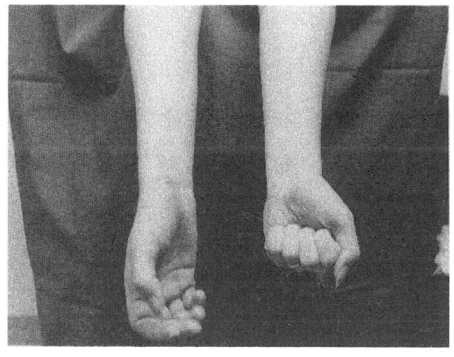

Abb. 2. Einschränkung des Faustschlußes rechts nach operativer Entfernung eines Ganglions am Handgelenk. Verantwortlich für die Lähmung war in diesem Fall nicht der operative Eingriff, sondern die Staubinde am Oberarm (Tourniquet-Parese)

Bei der Topodiagnostik einer Nervenverletzung orientiert man sich an der Ausdehnung der senso-motorischen Ausfälle und setzt diese in Beziehung zu der – in den einschlägigen Lehrbüchern dargestellten – Astfolge des betroffenen Nerven (Sunderland 1978; Mumenthaler und Schliack 1987; Stöhr und Riffel 1988). Die Art des diagnostischen Vorgehens und die sich daraus ergebenden Rückschlüsse sollen am Beispiel des N. radialis vereinfacht dargestellt werden. Besteht nach einer traumatischen Einwirkung im Bereich des Unterarmes eine Sensibilitätsstörung am radialen Handrücken, ist eine isolierte Läsion des Ramus superficialis

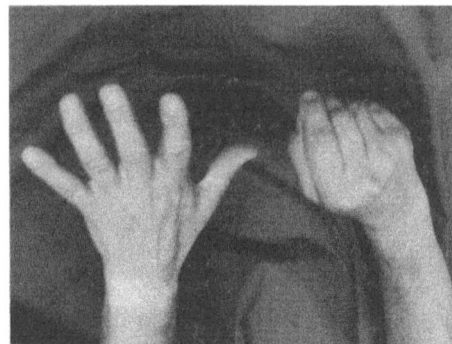

Abb. 3. Isolierte Schädigung des rechten Ramus profundus nervi radialis mit Streckschwäche der Langfinger und Abduktionsschwäche des Daumens nach Injektionsbehandlung eines „Tennisellbogens". Die Handstreckung ist bei diesem Schädigungstyp infolge der Intaktheit des kräftigen radialen Handstreckers weitgehend ungestört

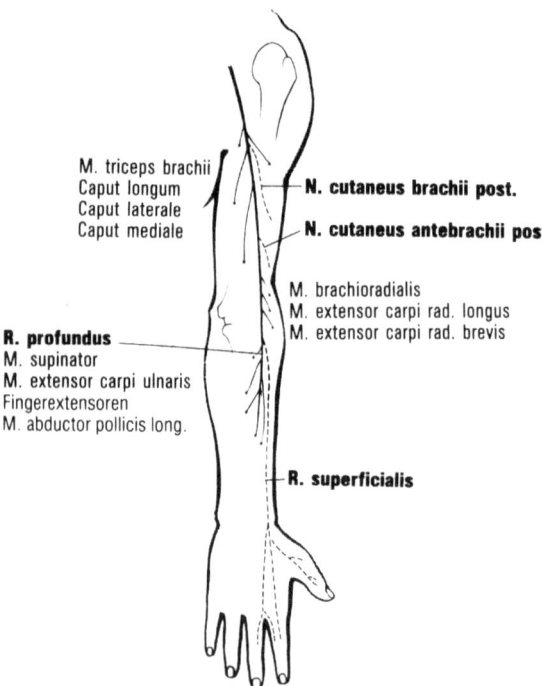

Abb. 4. Astfolge der vom N. radialis abzweigenden Muskel- und Hautäste. Aus dem jeweils vorliegenden sensomotorischen Ausfallsmuster läßt sich bei Kenntnis der Astfolge das Schädigungsniveau bestimmen. (Aus Stöhr und Riffel 1988)

nervi radialis zu unterstellen. Bestehen lediglich Paresen der langen Fingerstrecker – deren Funktion bei gestrecktem Handgelenk geprüft werden muß – kann hieraus auf eine ausschließliche Schädigung des Ramus profundus nervi radialis geschlossen werden (Abb. 3).

Bei zusätzlicher Schwäche des (radialen) Handstreckers sowie des M. brachioradialis muß der Läsionsort proximal des Ellenbogengelenkes gelegen sein, bei einer Mitbeteiligung auch des M. triceps brachii in Höhe der Axilla. Bereits aufgrund einer einfachen sensomotorischen Funktionsprüfung gelingt somit in vielen Fällen eine recht exakte Festlegung des Läsionsortes (Abb. 4).

Bei traumatischen Armplexusläsionen ist die exakte Ermittlung der geschädigten Strukturen nur mit Hilfe einer apparativen Zusatzdiagnostik möglich. Im Einzelfall kann die Schädigung nur den Armplexus, nur die Zervikalwurzeln oder aber beide Strukturen gemeinsam in variablen Kombinationen umfassen. Als Hinweise auf die Schädigungslokalisation im Armplexus gelten: Hyp-/Anhidrose in asensiblen Hautarealen, Erniedrigung/Ausfall der sensiblen Nervenaktionspotentiale sowie (im Medianus- bzw. Ulnaris-SEP) eine Amplitudenminderung des Potentials vom Erb'schen Punkt (Stöhr und Bluthardt 1987). Für eine Zervikalwurzelläsion sprechen dagegen normale sensible Nervenaktionspotentiale und EP-Potentiale sowie eine regelrechte Schweißsekretion trotz eindeutiger Sensibilitätsminderung, außerdem der elektromyographische Nachweis von Denervierungsaktivität in der segmental zugehörigen paravertebralen Muskulatur.

Schwierigkeiten bei der klinischen Diagnostik können sich auch bei Läsionen einzelner Nerven ergeben, sofern Innervationsanomalien beste-

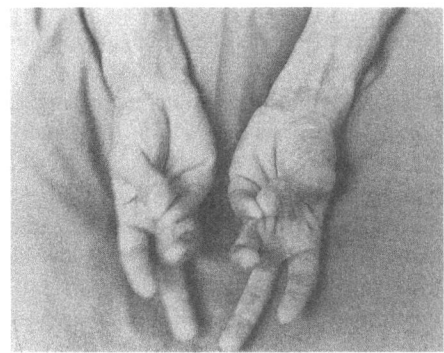

Abb. 5. Weitgehend ungestörte Abduktion und Opposition des linken Daumens nach Stichverletzung des N. medianus in Höhe des Handgelenkes. Die partiell erhaltene Funktionstüchtigkeit der lateralen Daumenballenmuskulatur trotz kompletter Medianusdurchtrennung beruht auf einer Mitinnervation über den N. ulnaris

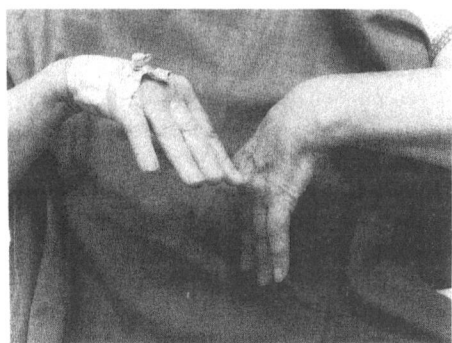

Abb. 6. Polyneuropathie vom Multiplex-Typ bei Panarteriitis nodosa. Initial war eine Druckschädigung des N. radialis am linken Oberarm angenommen worden, nachdem sich die Lähmung dieses Nerven während eines kurzen Schlafs bei einer Busfahrt eingestellt hatte. Erst das spontane Hinzutreten weiterer Nervenlähmungen, unter anderem am kontralateralen Arm, wiesen auf die innere Entstehungsursache hin

hen (Abb. 5) oder die anamnestischen Angaben hinsichtlich einer etwaigen Gewalteinwirkung unzureichend sind (Abb. 6).

Bestimmung des Schädigungsgrades und des therapeutischen Vorgehens

Nach erfolgter Feststellung des (der) verletzten Nerven sowie des Ortes der Schädigung müssen deren Schweregrad bestimmt und entsprechende therapeutische Konsequenzen gezogen werden. Auf diese Punkte wird im nachfolgenden Kapitel von Riffel detailliert eingegangen.

Nervenregeneration

Nach einer Axondurchtrennung setzen im proximalen Anteil des Motoneurons in kürzester Zeit regeneratorische Mechanismen ein. Die Zelle bildet keine Neurotransmitter mehr, sondern stellt Material für die Axonregeneration bereit. Diese Stoffe – unter anderem Aktin, Tubulin und Neurofilamentprotein – werden über einen langsamen axonalen Transportmechanismus mit einer Geschwindigkeit von 5 – 6 mm täglich in die Peripherie transportiert. Wesentlich schneller – nämlich bis zu 42 cm täglich – werden GATs (growthassociated-proteins) befördert. Umgekehrt gelangen von der Peripherie wachstumsfördernde Faktoren („neuronotrophic factors") zur Zelle und modifizieren deren Stoffwechselaktivität. Vom proximalen Stumpf her schiebt sich ein Wachstumskegel in die

Lücke zwischen proximalem und distalem Stumpf und wird dabei durch Bestandteile der Basalmembran der Schwannschen Zellen geleitet. Im distalen Stumpf proliferieren die Zellen, phagozytieren die untergegangenen Axonbestandteile und bilden anschließend longitudinale Bänder als Leitschiene für das regenerierende Axon.

Der ungestörte Ablauf der genannten regeneratorischen Mechanismen in einer möglichst großen Zahl von degenerierten Axonen reicht nun nicht aus, um ein befriedigendes funktionelles Endergebnis zu erreichen. Hierzu muß vielmehr eine ausreichende Zahl dieser Axone ihre spezifischen Endorgane erreichen, d. h. motorische Fasern die motorischen Endplatten, vegetative Fasern Hautgefäße und die Schweißdrüsen, propriozeptive Fasern Muskelspindeln und Gelenkrezeptoren, temperaturleitende Fasern Thermorezeptoren und taktile Fasern die Tastkörperchen. Dieses wünschenswerte Regenerationsergebnis kann nun auf verschiedene Weise verfehlt werden. So führt ein Mißverhältnis im Querschnitt zwischen proximalem und distalem Stumpf dazu, daß ein Teil der Axonsprosse neben den distalen Stumpf gelangt. Dasselbe resultiert aus einer Ablenkung durch Narbengewebe im Verletzungs- bzw. Nahtbereich. Eine fehlende Kongruenz gegenüberstehender Faszikel – vor allem nach Nerventransplantation – hat zur Folge, daß ein Teil der Axone nicht intrafaszikulär, sondern im Epineurium vorwächst und damit funktionell belanglos bleibt. Ein positiver Einfluß auf die funktionsgerechte Regeneration ist demgegenüber durch bestimmte, im distalen Stumpf gebildete Stoffe gegeben, durch die Axonsprosse zu den funktionell zugehörigen distalen Strukturen geleitet werden (Neurotropismus).

Im klinischen Alltag ist eine häufige Frage, ob ein geschädigter Nerv eine ausreichende Regenerationstendenz erkennen läßt. Wegen des langsamen Vorwachsens regenerierender Axone vergehen oft viele Monate, bis erste klinische Regenerationszeichen erkennbar werden, wobei das vielzitierte Tinel-Zeichen unzuverlässig ist. Dagegen lassen sich bereits vier bis sechs Wochen vor der klinischen Erkennbarkeit einer stattfindenden Muskelreinnervation elektromyographisch Reinnervationspotentiale registrieren. Hierbei ist es sinnvoll, den der Schädigungsstelle nächstgelegenen Muskel zu untersuchen, da in diesem erste Reinnervationszeichen zu erwarten sind (z. B. den M. brachioradialis bei einer Schädigung des N. radialis in Höhe des mittleren Oberarmes).

Beurteilung des funktionellen Endergebnisses

Nach Abschluß der Nervenregeneration ist die exakte Beurteilung des funktionellen Endergebnisses aus mehreren Gründen von Bedeutung. Sie erlaubt eine – retrospektive – Überprüfung der getroffenen therapeutischen Maßnahmen und deren Effizienz. Bei funktionell unbefriedigendem Resultat müssen therapeutische Alternativen, wie z. B. Orthesen, Bereitstellung behindertengerechter Hilfsmittel oder Nervenersatz-Operationen, erwogen werden. Ist auch hiermit keine berufliche Reintegration möglich, sind berufliche Umschulungsmaßnahmen bzw. Berentungen einzuleiten. Bei entschädigungspflichtigen Nervenverletzungen muß schließlich eine Festlegung der MdE (bzw. des „Arm- oder Beinwertes") erfolgen (Einzelheiten siehe Stöhr und Riffel, 1988).

Fehlermöglichkeiten bei der gutachtlichen Beurteilung von Folgezuständen nach Nervenverletzungen ergeben sich unter anderem aus der alleinigen Berücksichtigung quantitativer Aspekte. Diese können objektiv mittels der motorischen und sensiblen Neurographie (einschl. Aufzeichung der motorischen und sensiblen Antwortpotentiale mit Oberflächenelektroden im Seitenvergleich) ermittelt werden. Dagegen lassen sich hiermit keine Fehlsprossungen erfassen. So bedeutet z. B. ein gut ausgeprägtes sensibles Nervenaktionspotential des N. medianus nach Zeigefingerstimulation lediglich, daß eine große Zahl sensibler Axone dorthin vorgewachsen sind. Diese können aber funktionell teilweise den Fingern I, III und IV zugeordnet sein, damit zu Fehlprojektionen sensibler Reize führen und aus diesem Grund nur eine geringe funktionelle Wertigkeit besitzen. Man muß daher außer der Stärke der Reizempfindung auch deren Lokalisierbarkeit prüfen und praxisnahe globale Funktionsprüfungen, wie das Tasterkennen (Stereoästhesie), einsetzen. Funktionell belangvolle motorische Fehlsprossungen sind unter anderem nach einer N. ulnaris-Durchtrennung am Handgelenk häufig. Diese Patienten klagen dann über eine bleibende Ungeschicklichkeit der Hand, auch wenn eine große Zahl motorischer Axone vorgewachsen und die Trophik der ulnarisinnervierten Handmuskulatur weitgehend normalisiert ist. Für eine solche Diskrepanz sind meist Fehlsprossungen verantwortlich, so daß z. B. Nervenfasern, die funktionell dem M. abductor digiti minimi zugehörig sind, zu einzelnen Mm. interossei gelangt sind und umgekehrt. Hieraus resultiert bei jedem intendierten Abspreizen des Kleinfingers eine Mitinnervation von Mm. interossei, d. h. eine Koaktivierung funktionell unterschiedlicher Muskeln. Damit sind keine differenzierteren Fingerbewegungen mehr möglich, sondern nur noch Massenbewegungen mit entsprechend negativem Einfluß auf die Feinmotorik (Nachweis mittels EMG, s. Stöhr und Bluthardt, 1987).

Ein letzter Punkt, der bei der gutachtlichen Einschätzung einer Nervenverletzung zu beachten ist, sind hinzutretende Schmerzen und Mißempfindungen. So ist z. B. eine Verletzung des Ramus superficialis nervi radialis bei alleiniger Berücksichtigung des Sensibilitätsausfalles weitgehend belanglos. Ein hinzutretendes Schmerzsyndrom kann dagegen durchaus eine MdE in Höhe von z. B. 20 % bedingen. Eine ausgeprägte Kälteempfindlichkeit der Hand nach einer N. medianus-Verletzung kann bei starken kälte-induzierten Mißempfindungen bei bestimmten Berufsgruppen (z. B. Metzgern, die viel mit tiefgefrorenem Fleisch arbeiten müssen) bis zur Berufsunfähigkeit führen und muß generell bei der Einschätzung der MdE mitberücksichtigt werden.

Literatur

Mumenthaler M, Schliack H (Hrsg) (1987) Läsionen peripherer Nerven, 5. Aufl. Thieme, Stuttgart
Stöhr M, Bluthardt M (1987) Atlas der klinischen Elektromyographie und Neurographie, 2. Aufl. Kohlhammer, Stuttgart
Stöhr M, Riffel B (1988) Nerven- und Nervenwurzelläsionen, VCH, Weinheim
Sunderland S (1978) Nerves and nerve injuries, 2nd ed, Livingstone, Edinburgh

Konservative Behandlung traumatischer Schäden des peripheren Nervensystems

B. Riffel

Konservative Therapie versus operative Therapie

Die Entscheidung zur konservativen Therapie traumatischer Nervenläsionen beinhaltet, daß zum gegebenen Zeitpunkt auf eine operative Revision verzichtet wird. Entsprechend muß sorgfältig zwischen den Vorteilen der konservativen Therapie und einem chirurgischen Vorgehen abgewogen werden. Dazu dient die Einschätzung einer Nervenläsion nach ihrem Schweregrad (Einteilung nach Seddon) (Abb. 1).

Die leichteste Form einer Nervenschädigung ist die *Neurapraxie*, bei der in Folge umschriebener Veränderungen an den Markscheiden ein Leitungsblock eintritt, der meist innerhalb einiger Wochen reversibel ist. Ein operatives Eingreifen ist bei diesem Läsionstyp nie erforderlich. Bei der Schädigung vom Typ der *Axonotmesis* unterliegen die Nervenfasern einer Waller'schen Degeneration distal der Schädigungsstelle. Da die Hüllstrukturen erhalten sind, erreichen die aussprossenden Nervenfasern in der Regel die zugehörigen Endorgane, so daß das Endergebnis der Reinnervation meist zufriedenstellend ist. Auch hier kann auf ein operatives Vorgehen verzichtet wer-

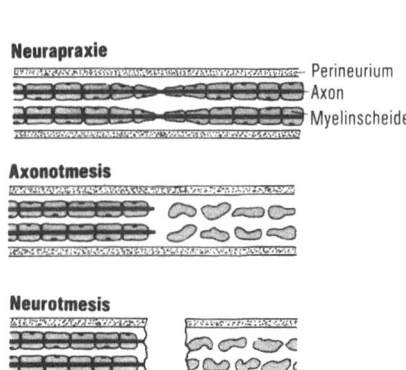

Abb. 1. Schweregrade von Nervenläsionen. [Aus:Stöhr M, Riffel B (1988) Nerven- und Nervenwurzelläsionen, VCH Verlagsgesellschaft mbH, Weinheim]

den, es sei denn, daß schwere Veränderungen der perineuralen Weichteile vorliegen. Bei der *Neurotmesis* ist wegen der Zerstörung der Hüllstrukturen eine spontane Reinnervation nicht möglich, so daß bei diesem Schädigungstyp eine operative Nervenversorgung erforderlich wird.

Wenn die motorischen und sensiblen Ausfälle inkomplett sind oder aber wenn sich bei klinisch kompletter Parese im EMG einzelne Muskelaktionspotentiale registrieren lassen, kann von einer Neurapraxie bzw. einer Kombination von Neurapraxie und Axonotmesis mit guter Prognose ausgegangen werden, so daß sich eine konservative Behandlung empfiehlt. Eine Ausnahme stellen scharfe Gewalteinwirkungen dar, z. B. Schnittverletzungen. Dabei kann es zur Kontinuitätsdurchtrennung eines Teiles des Nervenquerschnittes kommen, was bei funktioneller Relevanz eine operative Revision erforderlich macht. Beispielsweise haben wir einen Patienten gesehen, der nach einer Stichverletzung am Handgelenk über eine Anästhesie am Zeigefinger klagte, dessen sonstige Medianusfunktion jedoch weitgehend intakt war. Aufgrund des Schädigungsmechanismus war davon auszugehen, daß es zur Durchtrennung einzelner Faserbündel gekommen war, so daß sich eine operative Revision empfahl.

Neurographische Untersuchungen (Abb. 2) können bei der Einschätzung des Schweregrades einer Nervenläsion weiterhelfen, allerdings frühestens nach acht bis zehn Tagen. Zuvor zeigt sich ein Bild wie bei einer Neurapraxie: Bei distaler Nervenstimulation ist das motorische Antwortpotential normal, während bei einer Stimulation proximal der Schädigungsstelle keine Reizantwort registrierbar ist. Mit dem Eintreten der Waller'schen Degeneration bei einer Axonotmesis oder Neurotmesis sinkt die Erregbarkeit der distalen Axone innerhalb von Tagen ab und bei der Neurographie läßt sich weder bei proximaler noch bei distaler Stimulation ein Antwortpotential registrieren. Auch kommt es zum Verlust der faradischen Erregbarkeit des Muskels.

Bei klinisch kompletter Läsion und dem elektrophysiologischen Nachweis einer Axonotmesis bzw. Neurotmesis sollte die Entscheidung zur Operation innerhalb der ersten sechs Wochen getroffen werden, falls eine scharfe Gewalteinwirkung vorliegt oder bei Traktions- bzw. Kompressionsschäden eine ausgedehnte Begleitverletzung, da auch hier eine Zerstörung der Nervenstrukturen naheliegt. In allen anderen Fällen muß die Entscheidung zum operativen Vorgehen innerhalb einer 6-Monats-Frist überprüft werden. Bei kurzer Distanz zwischen Läsionsort und Zielorgan ist evtl. nach dem klinischen Befund oder dem EMG-Befund in diesem Zeitraum eine Reinnervation nachweisbar. Falls sich keine Rein-

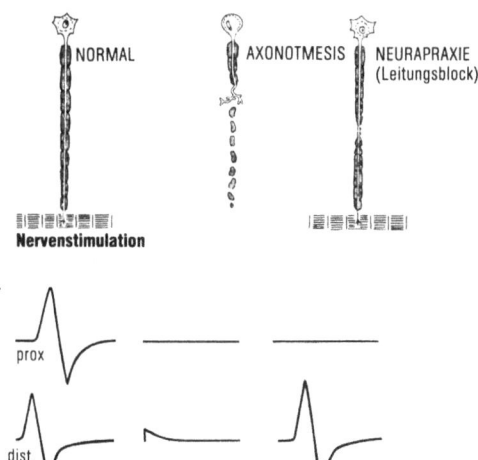

Abb. 2. Neurographische Unterscheidung zwischen Nervenschäden, die zu einem Leitungsblock bzw. zu einer Axondegeneration führen [Aus:Stöhr M, Riffel B (1988) Nerven- und Nervenwurzelläsionen, VCH Verlagsgesellschaft mbH, Weinheim]

nervation nachweisen läßt, ist die Entscheidung zum operativen Vorgehen vor Ablauf der 6-Monats-Frist zu stellen, da spätere operative Eingriffe wenig erfolgversprechend sind.

Konservative Therapie

Konservative Therapie ist nicht nur als Alternative zur operativen Therapie zu sehen, sondern auch als deren Ergänzung. Nach jedem chirurgischen Eingriff am peripheren Nerven ist eine intensive Nachbehandlung erforderlich.

Lagerung

Konservative Therapieverfahren bedeuten zuerst eine angemessene Lagerung des betroffenen Gliedmaßenabschnittes zur Verhütung von Sekundärschäden. Die Gelenke sollen dabei in Mittelstellung gebracht werden, um einerseits Überdehnungen der gelähmten Muskeln, andererseits Kontrakturen ihrer funktionstüchtigen Antagonisten zu vermeiden. Gelegentlich ist eine Schienung angebracht, z. B. eine Radialisschiene bei Fallhand oder eine Peronaeusschiene beim Fallfuß. Gerade bei der häufigen Peronaeusparese kann sich ohne Benutzung einer Peronaeusschiene innerhalb weniger Wochen eine irreversible Spitzfußstellung einstellen. Zusätzlich ist darauf zu achten, daß die sensiblen Hautbezirke keiner starken Druckbelastung ausgesetzt sind. Dies ist z. B. wichtig bei einer Ischiadicusläsion mit Anästhesie der Fußsohle; häufig kommt es, falls nicht genügend auf eine Druckentlastung geachtet wird, zu schlecht heilenden Verletzungen und Druckulcera im asensiblen Hautbezirk.

Heilgymnastik

Krankengymnastik dient der Kontrakturprophylaxe, indem durch passives Durchbewegen die jeweiligen Endstellungen der Gelenke erreicht werden. Für Kontrakturen besonders anfällig sind das Schultergelenk, das Hüftgelenk und das Sprunggelenk.

Übungen zur Kräftigung der Muskulatur differieren in Abhängigkeit vom Paresegrad. Bei hochgradigen Paresen wird versucht, durch extero- und propriozeptive Reize die Muskelkontraktion zu verbessern. Dabei werden die paretischen Muskeln nicht isoliert, sondern in physiologische Bewegungsabläufe eingebunden trainiert. Besonders bei der Lähmung proximaler Muskelgruppen kann auch die Ausschaltung des Eigengewichtes der betroffenen Gliedmaße durch Übungen im Schlingentisch oder im Bewegungsbad hilfreich sein. Bei leichteren Paresen ist neben der weitergehenden Kräftigungsbehandlung die Schulung der Ausdauer und das Wiedererlangen komplexerer Bewegungsmuster wichtig.

Bei sensomotorischen Funktionsstörungen an der Hand ist die Kombination mit einer Ergotherapie zweckmäßig, wobei das Erkennen und das „Handling" kleinerer Gegenstände geübt wird.

In manchen Rehabilitationseinrichtungen wird auch das Myofeedback eingesetzt, welches sich zunutze macht, daß vor der klinischen Wahrnehmbarkeit der beginnenden Reinnervation die Möglichkeit zur Willküraktivierung im EMG festgestellt werden kann. Den Patienten wird die anders nicht erkennbare Aktivität optisch oder akustisch wiedergespielt, was der Motivationsverstärkung dient.

Physikalische Maßnahmen

An physikalischen Maßnahmen ist die Kryotherapie zu nennen, die besonders in Zusammenhang mit der Heilgymnastik eingesetzt wird. Durch

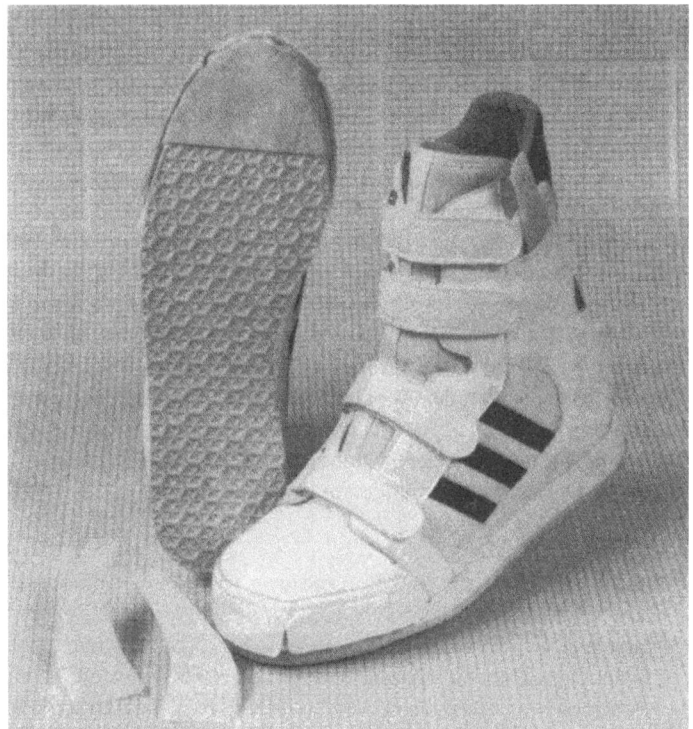

Abb. 3. Neuroorthopädischer Schuh adimed REHA-STABIL: Erprobte Gehhilfe für Patienten mit Lähmungen (geringes Gewicht, Klettverschluß für einhändige Handhabung, Stabilisierung des oberen und unteren Sprunggelenkes, Antirutschsohle, flexibler Sohlenkeil für optimales Abrollverhalten, Erhöhung des Fußaußenrandes, Ledergleitkappe gegen Stolpern bei hängendem Vorfuß, Zehenklappe durch Klettverschluß weit zu öffnen)

Eisabreibungen der Haut wird die Kontraktion paretischer Muskeln aktiviert und durch Eisauflagen auf schmerzhafte Gelenke oder Weichteile kann die nachfolgende Übungsbehandlung erleichtert werden. (Zur Reizstrombehandlung wird in einem gesonderten Beitrag Stellung genommen.)

Einsatz von Hilfsmitteln

Hilfsmittel bei Lähmungen von Hand und Arm reichen von besonders griffigen Gebrauchsgegenständen bis zu aufwendigen Armapparaten. Bei Lähmungen an der unteren Extremität kann z. B. bei einer definitiven Quadricepsparese eine Kniekappe mit seitlicher Verstärkung angepaßt werden oder aber eine Knieorthese mit oder ohne Kniegelenksperre. Zum Ausgleich eines Fallfußes ist am einfachsten die Anpassung eines leichten Schuhes mit hohem Schaft und Gleitkappe im vorderen Sohlenbereich, die das Hängenbleiben mit der Fußspitze verhindern soll. In unkomplizierten Fällen ist auch die Verordnung eines vorgefertigten Modelles (z. B. adimed-REHA-STABIL) (Abb. 3) ausreichend, was besonders von jüngeren Patienten wegen der Ähnlichkeit des Schuhes zu einem Sportschuh gern akzeptiert wird. Alternative Versorgungsmöglichkeiten sind die Verordnung eines Peronaeusschiene, eines Peronaeus-Innenschuhes oder einer an der Schuhsohle montierten Peronaeusfeder.

Medikamentöse Therapie und Behandlung von Nervenschmerzen

Medikamente zur Förderung der Nervenregeneration mit belegtem Erfolg gibt es nicht. Die Gabe von Vitamin B-Komplex ist als adjuvante Therapie bei Patienten mit chronischem Alkoholmißbrauch, Malnutrition oder Malabsorption sinnvoll. Ganglioside, wie z. B. das Cronassial, werden nach dem Auftreten von Guillain-Barré-Syndromen unter dieser Medikation nicht mehr eingesetzt.

Unangenehme Muskelkrämpfe lassen sich durch chininhaltige Mittel, z. B. Limptar 1 Tbl. zur Nacht, manchmal bessern. Günstiger sind chininfreie Mittel wie Tetrazepam (Musaril 2–3 x 1) oder Dantrolen (Dantamacrin 25 mg 1–2 x 1). Gelegentlich sind auch membranstabilisierende Medikamente wie Carbamazepin (z. B. Timonil retard 300 oder Tegretal retard 400 1–2 x 1) wirksam.

Unangenehme Parästhesien werden manchmal durch Gabe von Thioctsäure (z. B. 1–2 x 200 mg Thioctacid i.v. oder i.m. über drei Wochen mit anschließender oraler Weiterbehandlung) erträglicher.

Wichtig ist eine ausreichende *Schmerztherapie*, die auch der Vermeidung von Kontrakturen und Gewohnheitslähmungen dient. Peripher angreifende Analgetika, z. B. Acetylsalicylsäure oder Paracetamol, helfen oft nicht ausreichend, sollten jedoch bei leichteren Schmerzen zuerst versucht werden. Bei stärkeren Schmerzen ist eine neurothymoleptische Therapie indiziert (z. B. Anafranil retard 75 mg morgens 1 x 1 und Haldol 4 x 5–10 Tropfen).

Zur Schmerzbekämpfung kann auch die transkutane Nervenstimulation versucht werden, wobei länger anhaltende Erfolge nach unserer Erfahrung eher selten sind.

Ein besonders unangenehmes Syndrom, welches meist nach partieller traumatischer Nervenläsion auftritt, stellt die *Kausalgie* dar. Die dabei auftretenden brennenden Schmerzen sind therapeutisch schwierig zu beeinflussen. Neben der neurothymoleptischen Schmerztherapie können Alpha-Rezeptorenblocker (wie z. B. Hydergin) oder Beta-Rezeptorenblocker (wie z. B. Dociton) eingesetzt werden. Auch Kalzitonin kann sich neben dem Einfluß auf die knöchernen Umbauvorgänge günstig auf die Schmerzsymptomatik auswirken. Wirksam sind schließlich Eingriffe am Sympathikus, wobei Grenzstrangblockaden und Grenzstrangunterbrechungen möglich sind. Der Verlauf der Kausalgie ist in den meisten Fällen günstig, meist persistieren die Beschwerden allerdings für Wochen bis Monate, um sich dann allmählich zurückzubilden.

Konservative Therapie traumatischer Schäden des peripheren Nervensystems ist ein wesentlicher Faktor bei der Rehabilitation des Patienten. Seine Mitarbeit ist dabei unerläßlich. Die haus- und nervenärztliche Betreuung und Motivierung des Patienten sind dafür die Grundlage.

Erfolgsaussichten der therapeutischen Elektrostimulation am Muskel bei Nervenschädigungen

A. Nix

Die Elektrotherapie der Muskulatur ist ein immer wieder kontrovers diskutiertes Thema. Zur Behandlung stehen verschiedene Methoden zur Verfügung, die in ihrer Wertigkeit von unterschiedlicher Bedeutung sind.

Elektrostimulation innervierter Muskulatur

Funktionelle Elektrostimulation

Innervierte gesunde Muskulatur kann aus verschiedenen Gründen einer elektrischen Reizung unterzogen werden. Denkt man an Insult-Patienten, so besteht bei diesen häufig im Rahmen einer zentralen Parese eine Plegie der Fußheber. Hier bietet sich eine Elektrostimulation des N. peronaeus in der Schwungphase des Gangbildes an. Tetanische Reize am N. peronaeus führen zu einer Kontraktion der Fußheber, so daß der Patient in der Lage ist, ohne Zirkumduktion die paretische Extremität nach vorne zu führen. Diese Art der Elektrostimulation wird funktionelle Elektrostimulation genannt.

Elektrostimulation bei Inaktivität

Eine weitere Einsatzmöglichkeit ist die Elektrostimulation inaktiver Muskulatur. Im Zusammenhang mit Frakturen oder Gelenkoperationen ist häufig eine mehrwöchige Immobilisation einer Extremität notwendig. Um während dieser Zeit die Muskulatur zu beüben, kann durch geeignete Reizung über den zuführenden Nerven eine Kontraktion der Muskulatur herbeigeführt werden. Die Muskelaktivierung kann der Inaktivitätsatrophie entgegenwirken und später zu einer schnelleren Mobilisierung des Patienten beitragen.

Plastizität der Muskulatur

Aus tierexperimentellen Studien ist bekannt, daß der Muskel unter dem trophischen Einfluß des Nerven seine phänotypische Ausgestaltung erfährt. Neben trophischen Substanzen spielt dabei das auf den Muskel einwirkende elektrische Impulsmuster eine wichtige Rolle. Seit kurzem ist es möglich, Impulsmuster so zu imitieren, daß ein zuvor sich schnell kontrahierender Muskel in einen sich langsam kontrahierenden umgewandelt werden kann. Damit ist es möglich, schnell ermüdbare Muskulatur in ermüdungsresistente umzuwandeln. Am Menschen haben diese Stimulationsverfahren für die Herzchirurgie an Bedeutung gewonnen. Geeignete Thoraxmuskulatur kann in ermüdungsresistente umgewandelt werden und bei Kardiomyopathien die Systole am Herzen unterstützen. Dazu wird der Muskel um das Herz gewickelt und R-Zacken getriggert zur Kontraktion gebracht.

Stimulation bei Muskeldystrophie

Elektrische Impulsmuster können auch an kranker Muskulatur verwandt werden. Bei der Duchenne-Muskeldystrophie scheinen viele Muskelfasern der ihr abverlangten Aktivität nicht standhalten zu können. Mit geeigneten Reizverfahren wird versucht, die Ausreifung der Muskulatur zu beschleunigen, um so die Muskulatur länger funktionell intakt halten zu können. Therapieversuche an erkrankten Kindern haben Erfolge gezeigt.

Elektrostimulation denervierter Muskulatur

Alle bisher besprochenen Therapieverfahren haben jedoch nichts mit den Verfahren zu tun, die im allgemeinen an der denervierten Muskulatur eingesetzt werden. Durch den Verlust des trophischen Einflusses des Nerven kommt es nämlich zu typischen Veränderungen am Muskel, und der Muskel atrophiert. Mit der elektrischen Reizung soll versucht werden, diesen degenerativen Prozeß des Muskels aufzuhalten und die Atrophie zu verzögern. In tierexperimentellen Untersuchungen ließ sich durch geeignete Reizverfahren ein atrophieverzögernder Effekt an der Muskulatur erreichen. Dieser Erfolg ist jedoch an fest definierte Voraussetzungen geknüpft und wird durch Modifikation im Detail leicht gefährdet. Folgende Voraussetzungen müssen unbedingt eingehalten werden:

Therapieschema

1. Die Muskulatur muß sich unter elektrischer Reizung wiederholt kontrahieren.
2. Die Kontraktion muß unter guter Kraftentfaltung ohne wesentliche Muskelverkürzung (isometrisch) erfolgen.
3. Die elektrische Muskelstimulation mit ergiebigen Kontraktionen muß mindestens für 20 Minuten/Tag durchgeführt werden.
4. Erholungspausen sind notwendig, da der Muskel schnell ermüdet.
5. Die Behandlung muß jeden Tag erfolgen.
6. Tetanische Muskelkontraktionen sind zu vermeiden, da sie den fibrotischen Umbau im Muskel fördern.

Muskeldehnung als Wachstumsreiz

Im Tierversuch ließ sich zeigen, daß auch nicht gereizte und lediglich passiv gedehnte Muskulatur langsamer atrophiert. Die bei der isometrischen Kontraktion sich entwickelnden Dehnungsreize scheinen am Muskel atrophieverzögernd zu wirken. Dehnungsreize lösen an der Muskelfaser die Neusynthese der Substanzen aus, die degenerationsbedingt schnell abgebaut werden. Dadurch kann über längere Zeit ein Gleichgewicht von Synthese und Abbau aufrecht erhalten werden; als Konsequenz wirkt sich die Reizung atrophieverzögernd aus. Sobald an der Muskulatur keine Dehnungskräfte auftreten, ist die Therapie auch wenig sinnvoll. Eine solche Situation ist immer an der Gesichtsmuskulatur gegeben. Dem fixen Ursprung steht kein fester Ansatz gegenüber. Die Muskulatur kann also nicht isometrisch beübt werden. Weiter ist die elektrische Reizung in bezug auf ihre Reizstärke an der Gesichtsmuskulatur nicht gut zu dosieren. Jeder Reiz löst deutliche isotone Muskelkontraktion aus. Ist diese zu stark, kann sich die Muskulatur bindegewebig umbauen und es entstehen die gefürchteten Gesichtsmuskelkontrakturen.

Experimentelle Befunde kein Rezept für die Klinik

Die Erfolge, die im Tierversuch nachzuweisen sind, können nicht ohne weiteres auf den Menschen übertragen werden. Im Tierversuch bestehen besondere Bedingungen. Das ist zum einen die intensive regelmäßige

Therapie. Zum anderen sind die zu behandelnden Muskeln der Tiere relativ klein und die zur Behandlung benutzten Reizelektroden haben eine große Fläche. Nur wenn der gesamte Muskel ausreichend durchströmt wird, können alle Muskelfasern innerhalb eines Muskels zu Kontraktionen gebracht werden. Eine Therapie ist daher nur unter diesen Bedingungen sinnvoll. Menschliche Muskulatur ist volumenmäßig bedeutend größer und verlangt zu ihrer Durchströmung auch höhere Reizstärken. Diese Reizstärken können jedoch am menschlichen Muskel nicht appliziert werden, da damit Stromstärken verbunden sind, die ausgesprochen schmerzhaft erlebt werden. Jeglicher schmerzhafte Reiz muß jedoch unbedingt vermieden werden. Von Schmerzreizen ist bekannt, daß sie die Durchblutung denervierter Extremitäten verändern können. Durch eine verminderte Perfusion wird zudem der bindegewebige Umbau im Muskel begünstigt.

Bei der Elektrotherapie denervierter Muskulatur am Menschen muß auch zur Frage Stellung bezogen werden, wie lange eine Elektrotherapie überhaupt sinnvoll ist. Diese Frage kann nur im Zusammenhang mit der Schwere der Nervenläsion beantwortet werden. Bei langen Regenerationsstrecken kann die Reinnervation eines Muskels viele Monate in Anspruch nehmen. In Tierversuchen ist bisher nicht nachgewiesen, ob die Elektrostimulation tatsächlich über viele Monate atrophieverzögernd wirkt. Ein anderer Gesichtspunkt ist jedoch auch von großer Bedeutung. Der Tierversuch zeigt, daß sich selbst nach mehrwöchiger Denervation die denervierte Muskultur sehr schnell erholt, sobald sie wieder reinnerviert ist. Auch zeigte nach wenigen Wochen reinnervierte Muskulatur keinen Unterschied mehr zu der Muskulatur, die zuvor elektrotherapiert worden war. Das heißt also: Sobald der Nerv seinen trophischen Einfluß wieder auf die Muskulatur einwirken lassen kann, erholt sich der Muskel schnell. Daß der atrophieverzögernde Effekt der Elektrostimulation für einen therapierten Muskel im Gegensatz zu einem untherapierten Muskel einen funktionellen Vorteil bietet, ist bisher nicht bewiesen.

Keine Elektrotherapie ohne physikalische Therapie

Bei peripheren Nervenläsionen findet sich nie die Muskulatur allein betroffen, meist sind auch die Sensibilität und die vegetative Versorgung der abhängigen Abschnitte geschädigt. Für die funktionelle Wiederherstellung einer Extremität ist es daher von großer Bedeutung, daß nach

Reinnervation der Gelenk-, Sehnen- und Bänderapparat wieder voll einsatzfähig ist. Wird aufgrund einer Elektrotherapie die krankengymnastische Übung einer Extremität vernachlässigt, können bindegewebige Kontrakturen im Bereich der Gelenke auftreten, die nur schwer reversibel sind. Zu heftig elektrisch gereizte Muskulatur kann sich bindegewebig umbauen. Dieser Effekt ist ebenfalls unerwünscht und muß verhindert werden. Bisher läßt sich während der Therapie jedoch nicht sicher abschätzen, mit welcher Reizstärke denervierte Muskulatur beübt werden kann, ohne daß schädigende Effekte auftreten.

Früher wurde häufig die Befürchtung geäußert, daß die mit dem elektrischen Reiz verbundene Muskelkontraktion das Ausprossen zarter Nervenfasern schädigen könnte. Nichts deutet jedoch darauf hin, daß die Elektrotherapie die Nervenregeneration behindert.

Elektrotherapie zur Motivationsförderung

Die Elektrostimulation kann als motivationsfördernde Maßnahme im Rahmen anderer rehabilitativer Verfahren angewandt werden. Dies jedoch nur in dem Sinne, daß durch die Reizung und anschließende Kontraktion des Muskels dem Patienten demonstriert werden kann, daß die Muskulatur noch durchaus funktionsfähig ist. Die Elektrotherapie ist damit eine begleitende, die Motivation fördernde Maßnahme. Sie darf dann nicht mehr im Sinne einer direkt auf den Muskel wirkenden therapeutischen Intervention betrieben werden. Auf keinen Fall darf bei der Verordnung einer Elektrotherapie dem Patienten der Eindruck vermittelt werden, es handele sich um eine erwiesen wirksame Behandlungsmethode, bei deren Ablehnung negative Auswirkungen auf den Heilverlauf zu befürchten sind. Wie bei allen anderen Therapien muß der Patient über diese Therapieverfahren aufgeklärt werden. Dabei ist neben der fraglichen Effektivität der Reizung auf die Muskulatur auch darauf hinzuweisen, daß fehlerhafte Reizung zu irreversiblen Veränderungen an der Muskulatur führen kann.

Literatur

Dahm M, Nix WA, Oelert H (1988) Trainierte Skelettmuskulatur als Herzmuskelersatz, ein neues Therapiekonzept. Dtsch Med Wochenschr 113: 610–613

Nix WA (1985) Zum Einfluß der Elektrostimulation auf das Sprossungsverhalten regenerierender peripherer Nerven. In: Hohmann D, Kügelgen B, Liebig K (Hrsg) Neuroorthopädie 3. Springer, Berlin Heidelberg New York Tokyo, S 358–361

Nix WA (1988) Zur Wirkung der Elektrotherapie nach peripheren Nervenverletzungen. In: Elger CE, Dengler R (Hrsg) Jahrbuch der Neurologie 1987. Regensberger & Biermann, Münster, S 51–57

Nix WA (1989) Zum Wandel motorischer Einheiten bei Änderung des Aktivitätsmusters durch elektrische Reizung. Fortschr Neurol Psychiatr 57: 92–105

Nix WA (1990) Effects of intermittend high frequency electrical stimulation on denervated EDL muscle of rabbit. Muscle Nerve 13: 580–585

Nix WA (1990) Die Elektrotherapie des denervierten Muskels – Eine unwirksame Behandlungsmethode. Aktuel Neurol 17: 167–169

Nix WA, Dahm M (1987) The effect of isometric short term electrical stimulation on denervated muscle. Muscle Nerve 10: 136–143

Nix WA, Hopf HC (1983) Electical stimulation of regenerating nerve and its effect on motor recovery. Brain Res 272: 21–25

Nix WA, Vrbova G (eds) (1986) Electrical stimulation and neuromuscular diseases. Springer, Berlin Heidelberg New York Tokyo

Nix WA, Reichmann H, Schröder M (1985) Influence of direct low frequency stimulation on contractile properties of denervated fast-twitch muscle of rabbit. Pflügers Arch 405: 141–147

Die operative Behandlung peripherer traumatischer Nervenschädigungen

J. Geldmacher

„Das Wunder der Hand", wie es der Berliner Chirurg Ernst von Bergmann (1901) bezeichnete, wird uns in seiner Bedeutung erst bewußt, wenn die vielfältigen Formen der Gestik sowie der Greif- und Tastfunktion dieses „äußeren Gehirns" des Menschen, wie es Aristoteles bezeichnete, geschädigt ist und seine Aufgaben als Informations- und Ausführungsorgan nicht mehr erfüllen kann.

Versuche der operativen Wiederherstellung durchtrennter peripherer Nerven gehen bis ins Altertum zurück. Aber noch an der Wende zu diesem Jahrhundert war eine Funktionswiederkehr nach Nervennaht aus heutiger Sicht als Glücksfall aufzufassen und nur nach direkter Naht der Stümpfe zu erwarten, wenn diese nach glatter Durchtrennung spannungsfrei und ohne Verdrehung gelang. Nähte unter Spannung oder Defektüberbrückungen mit Transplantaten waren immer zum Scheitern verurteilt. Dies führt dazu, daß noch bis in die 60er Jahre bei Defekten Direktnähte in oft grotesker Entlastungsstellung erzwungen und bis zur Heilung immobilisiert wurden (Nigst 1958). Auch dies führte, wie Millesi (1983) zeigen konnte, sehr häufig zu Fehlschlägen, da trotz Nervenheilung während der Zeit der Ruhigstellung der genähten Nerven nach Aufhebung der Immobilisation diese unter Spannung kamen, dann infolge Mangeldurchblutung sekundär fibrosierten und die begonnene Regeneration wieder verlorenging. Auch die intra- und postoperative Dehnung bei kleinen Defekten, die Nervenverlagerung (außer beim N. ulnaris im Bereich des Ellbogengelenkes) oder Verkürzungsosteotomie erfüllten ebenso wenig die in sie gesetzten Erwartungen wie die Nervenpfropfung, -anastomosierung, -kreuzung oder der Nerventransfer. Heute wird eine solche Methode nur noch zur Funktionswiederherstellung des N. facialis erwogen.

Die bestmögliche Wiederkehr der Funktion nach operativer Rekonstruktion verletzter peripherer Nerven ist heutzutage bei der plexiformen intraneuralen Struktur nur zu erwarten, wenn an den Stumpfenden gesun-

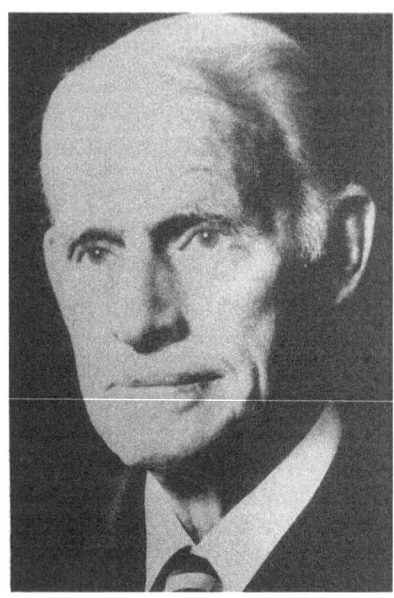

Abb. 1. Prof. C.-O. Nylen 1921

des ungeschädigtes Nervengewebe vorliegt und die Bereitung der Stümpfe, ihre Approximation, Koaptation und die Aufrechterhaltung der Koaptation in mikrochirurgischer Technik spannungsfrei erfolgt (Millesi 1989). Nur so kann zur Zeit die Blockade der Axonaussprossung durch Einwuchern des Narbengewebes in die Verletzungsstelle weitgehend vermieden werden. Versuche, durch Umscheidung oder Einbettung der Nahtstellen mit den verschiedensten Materialien dies zu verhindern, haben sich nicht bewährt.

Die mikrochirurgischen Wiederherstellungsmöglichkeiten haben erst relativ spät Eingang in die Nervenchirurgie gefunden. Bereits 1921 benutzte der Schwede Nylen ein binokulares Mikroskop und 1922 Holmgren ein Zeiss-Binokularmikroskop klinisch für otolaryngologische Eingriffe (Abb. 1 und 2), in den USA 1946 Perrit für ophthalmologische, aber erst 1964 Smith sowie Kurtze, in Frankreich Michon und Masse, für die Wiederherstellung verletzter peripherer Nerven (O'Brien 1977). Seitdem wurden die dafür notwendigen Instrumente, Nahtmaterialien wie auch die Operationsmikroskope ständig verbessert (Abb. 3).

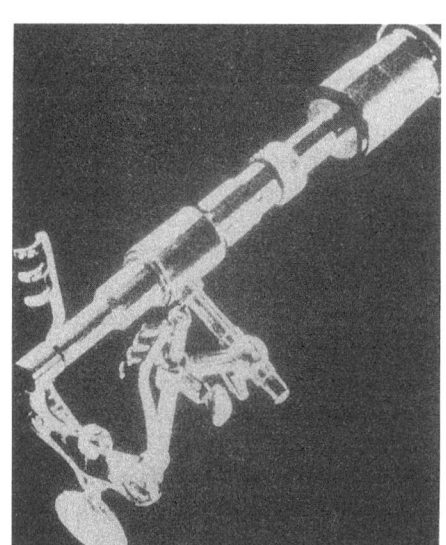

Abb. 2. Monokulares Operationsmikroskop
C. O. Nylen, H. Persson und M. Storm 1933

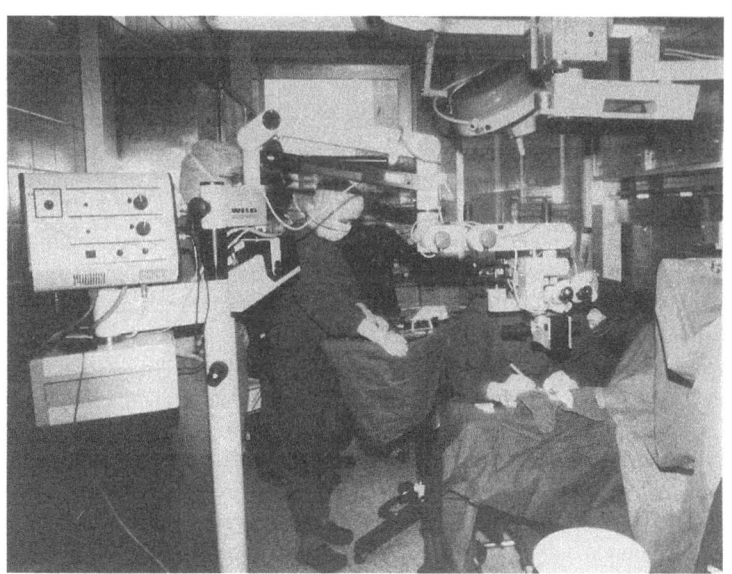

Abb. 3. Modernes Operationsmikroskop (Fa. Wild M 690)

Die besten Geräte, Instrumente und feinsten Nahtmaterialien nutzen aber wenig ohne eine entsprechende Geschicklichkeit des Operateurs, die heute in den in fast allen handchirurgischen Zentren angebotenen Kursen erworben werden kann, aber auch durch ständiges Training am eigenen Wirkungsort erhalten werden muß (Berger u. Tizian 1985).

Indikation

Die Wahl des Behandlungsverfahrens richtet sich in erster Linie nach dem Schadensausmaß am Nerven selbst und nach dem Umfang begleitender Verletzungen anderer anatomischer Strukturen. Millesi (1989) hat dafür entsprechende Richtlinien zusammengestellt.

Entsprechend der Einteilung des Schadensausmaßes in Schweregrade nach Sunderland (1951) kann bei den Schädigungsgraden I und II (Leitungsblock, Axonotmesis) eine spontane Regeneration erwartet werden. Es besteht keine Operationsindikation.

Beim Schädigungsgrad III sind die Nervenfasern innerhalb des Faszikels unterbrochen, eine spontane Funktionswiederkehr ist fraglich. Zeigen sich nach 3 Monaten noch keine Regenerationszeichen, so ist eine operative Intervention angezeigt. Je nach Ausmaß der festzustellenden epi- oder interfaszikulären Fibrose wird eine epifaszikuläre Epineurotomie oder eine epi- oder interfaszikuläre Epineurektomie erforderlich.

Eine Teildurchtrennung des Nerven oder völlige Kontinuitätsunterbrechung bedarf in jedem Falle der operativen Wiederherstellung der Faszikel oder Faszikelgruppen, da eine Spontanregeneration in befriedigendem Ausmaß nicht zu erwarten ist. Die Wahl des Wiederherstellungsverfahrens richtet sich nach dem Lokalbefund. Bei glatter offener Durchtrennung ohne wesentliche stumpfe Schädigung des proximalen und distalen Abschnitts ist die primäre Naht erfolgversprechend. Bei mono- oder oligofaszikulären Nerven kann sie epineural, bei polyfaszikulären je nach Querschnittsbild faszikulär oder interfaszikulär erfolgen.

Bestehen zusätzliche ausgedehnte Begleitverletzungen oder Quetschungen der Nervenstümpfe kann das Schadensausmaß primär nicht eindeutig beurteilt werden. In diesen Fällen ist es besser, sich mit der Versorgung der anderen verletzten Gewebsstrukturen zu begnügen und die Nervenrekonstruktion sekundär durchzuführen, da dann das Ausmaß der epi- und intraneuralen Fibrose besser erkannt wird. Eine Adaptationsnaht zur Vermeidung eines größeren Defektes bei der Sekundärrekonstruktion bringt keine Vorteile, eher Nachteile, da durch die entsprechende Spannung eine vermehrte Störung der Durchblutung und damit eine zusätzliche Fibrosierung gefördert werden kann.

Nervennaht

Die *Freilegung* und *Mobilisierung* der Nervenstümpfe erfolgt in einem für die Naht notwendigen Ausmaß, aber nicht zu weitstreckig, da dies zu einer vermehrten peri- und epineuralen Narbenbildung und Verschlechterung der Blutversorgung führt. Sie erfolgt vom unveränderten Bereich her bis zum Stumpfende, ohne das Epineurium zusätzlich zu traumatisieren. Die Schnittfläche der Stümpfe muß so gestaltet werden, daß ein guter Kontakt der identifizierten korrespondierenden Faszikel herstellbar ist. Dies geschieht bei mono- oder oligofaszikulären Nerven (1–4 Faszikel) scheibchenweise, wofür verschiedene Haltevorrichtungen für die Stümpfe konstruiert wurden (Geldmacher 1969, 1975). Besteht der Nerv aus mehreren verschiedenen größeren Faszikeln oder Faszikelgruppen (4–12), so wird das Stumpfende nach Epineurotomie und Resektion der Hüllschicht interfaszikulär aufpräpariert. Bei Nerven aus uniform vielen kleinen Fazikeln würde ein Aufpräparieren eine zu umfangreiche Traumatisierung bedeuten. Die plane Gestaltung der Querschnittsfläche erfolgt dann ebenfalls scheibchenweise (Millesi 1983, 1989; Tubiana 1988; Terzis u. Smith 1990).

Die *Aneinanderlagerung* (Approximation) der Nervenstümpfe zur Durchführung der Naht muß spannungsfrei möglich sein. Hier sind durch die Größe des Defekts Grenzen gesetzt. Die bestehende Retraktion der Nervenstümpfe durch die natürliche Gewebselastizität und durch sparsame Anfrischung der Stumpfenden kann toleriert werden. Ist der Defekt aber zu groß, so gerät die Vereinigungsstelle unter zu starke Spannung, die aus den genannten Gründen eine optimale Regeneration verhindern würde. Man wird sich dann zur Defektüberbrückung mit Transplantaten entschließen.

Die *Zuordnung* (Koaptation) der einzelnen Faszikel gelingt bei mono- oder oligofaszikulären Nerven (2–4) unschwer, da die korrespondierenden gut zu identifizieren und zu approximieren sind. Bei Vorliegen von mehreren verschieden großen Faszikeln (4–12) oder Faszikelgruppen werden diese nach interfaszikulärer Präparation durch Anlegen von faszikulären Nähten koaptiert, um Verdrehungen zu vermeiden. Verwendet wird feinstes Nahtmaterial der Stärke 10x0. Bei polyfaszikulären Nerven mit vielen einzelnen Faszikeln und einem uniformen Querschnittsbild würde ein Aufpräparieren eine zu große intraneurale Traumatisierung bedeuten und die Versenkung von viel Nahtmaterial erfordern. Dies leistet einer verstärkten Fibrosierung Vorschub. Hier legt man besser einige interfaszikuläre oder epineurale Leitnähte.

Die *endgültige Nahtvereinigung* (Aufrechterhaltung der Koaptation) erfolgt durch sorgfältiges Verknüpfen der Nähte, ohne daß Verwerfungen oder ein ungenügender Kontakt der Faszikelquerschnitte entstehen.

Neurolyse

Die Neurolyse steht am Anfang jeder posttraumatisch entstandenen und diagnostisch gesicherten partiellen oder totalen Leitungsunterbrechung eines peripheren Nerven. Die Freilegung des Nerven erfolgt in Blutleere mit einer den handchirurgischen Regeln entsprechenden Hautinzision unter Einbeziehung der nach offenen Verletzungen entstandenen Narbe. Die Darstellung des Nerven erfolgt proximal und distal der Nervenverletzung in unverändertem Abschnitt. Dieser ist erkennbar an der längsgerichteten, durch das zarte Epineurium durchschimmernden Faszikelstruktur und an zwischen diesen verlaufenden Gefäßen. Er unterscheidet sich dadurch von der glatten perlmuttartig schimmernden Oberfläche von Sehnen, die gefäßfrei sind. Alles Narbengewebe in der Umgebung des Nerven wird sorgfältig reseziert, damit er in ein gut durchblutetes, narbenfreies Bett zu liegen kommt, was einer raschen Revaskularisation dienlich ist. Evtl. in weiterer Umgebung verlaufende, bei der Erstoperation versorgte und gleitfähige Sehnen sollen nicht freigelegt werden, um die Bildung neuerlicher Verwachsungen nicht zu provozieren. Auch sollte der subdermale Plexus evtl. entstandener Hautlappen geschont werden, um Hautnekrosen zu verhindern. Von den unveränderten Abschnitten des Nerven her wird in die narbig verdickte oder neuromatös veränderte Zone hineinpräpariert. Darstellbare Faszikel oder Faszikelgruppen können bei Teildurchtrennungen auf diese Weise geschont und isoliert werden. Durchtrennte Faszikel enden in strukturlosem Narbengewebe, das in entsprechendem Ausmaß reseziert wird. Ob bei den isolierbaren Faszikeln die Leitfähigkeit noch erhalten ist, kann durch intraoperative Stimulation geprüft werden. Ist die Leitfähigkeit unterbrochen, werden sie ebenfalls reseziert. Ist der Nerv durch eine Narbe oder ein Neurom im gesamten unterbrochen, so erfolgt die Resektion des ganzen Abschnittes im Gesunden.

Die Wiedervereinigung der unveränderten Nervenstümpfe oder Teilen davon durch Sekundärnaht erfolgt nur, wenn dies spannungsfrei möglich ist. In der überwiegenden Mehrzahl der Fälle wird eine Defektüberbrückung durch Transplantate erforderlich.

Nerventransplantation

Sind die Nervenstümpfe zubereitet, so wird die entstandene Lücke mit freien Transplantaten überbrückt. Sie sollen etwas länger sein als der entstandene Defekt, um eine völlig lockere, aber innige Koaptation bewerkstelligen zu können. Schwierigkeiten bereitet bei Stammnerven die Identifikation der zueinandergehörenden Faszikel oder Faszikelgruppen, da sich ihre Anordnung schon bei einem Defekt von 1 cm ändern kann. Die Verwechslung zueinandergehörender Faszikel wirkt sich im Ergebnis schwerwiegender aus, als wenn ein Einzelfaszikel unbesetzt bleibt. Bei mono- oder oligofaszikulären Nerven ist die Differenzierung noch gut möglich. Meist genügt die Zwischenschaltung eines oder zweier Transplantate. Bei dickeren polyfaszikulären Nerven kann die Anordnung der Faszikel durch Anfärbung erleichtert werden. Zweigt distal in der Nähe ein Ast ab, kann dieser bis in die Schnittfläche hinein zurückverfolgt werden. Auch kann die Identifikation durch Elektrostimulation erleichtert werden. Andere histologische oder histochemische Verfahren konnten sich wegen des erhöhten Zeitaufwandes nicht durchsetzen. Unsicher ist die Identifikation bei polyfaszikulären Nerven ohne Anordnung in Faszikelgruppen verschiedener Durchmesser.

Als Spendernerv kommt für Kabeltransplantate am Stammnerv in erster Linie der N. suralis in Betracht. Er kann, wenn die Notwendigkeit einer Defektüberbrückung gesichert ist, bereits während der Neurolyse von einem zweiten Team am Unterschenkel entnommen werden, um Zeit zu sparen. Für dünnere Transplantate eignet sich der N. cutaneus antebrachei medialis, in zweiter Linie der N. cutaneus femoris lateralis. Andere der von Millesi (1983) aufgelisteten Transplantatspender zu verwenden hatten wir noch nie nötig. Sie verursachen teilweise auch unangenehme Sensibilitätsausfälle.

Eine Polarisierung der Transplantate. d. h. ein ortho- oder retrogrades Einsetzen, ist nicht erforderlich. Die Verpflanzung eines flächendeckenden ganzen Nervenstammes, was am einfachsten wäre, hat sich nicht bewährt, da zentrale Ernährungsstörungen zu Nekrosen und Fibrosierung führen. Die Bündelung mehrerer Hautnervenstücke und Verbindung mit den Nervenstümpfen hat den Nachteil, daß eine faszikuläre oder interfaszikuläre Koaptation nicht möglich ist, und ein Teil der Transplantate für den Empfänger verlorengeht.

Am vorteilhaftesten hat sich die interfaszikuläre Nerventransplantation erwiesen, wie sie von Millesi entwickelt wurde. Dabei werden die Nervenstümpfe in ihre Hauptfaszikelgruppen aufpräpariert und mit Einzeltransplantaten verbunden (Abb. 4 und 5). Im allgemeinen werden für den N. radialis bis 4, für den N. ulnaris 4–6, für den N. medianus 6–8 Transplantate erforderlich. Dabei werden die Transplantate gegeneinander abgestuft eingesetzt. Die Koaptation erfolgt dadurch auf verschiedenen Ebenen. Dies hat einen zusätzlichen Schienungseffekt für den Transplantationsbereich. Es ist dadurch möglich, weniger Nähte einzubringen, da sich die Berührungsflächen noch während der Operation schnell durch Fibringerinnsel verbinden. Eine alleinige Nervenklebung mit den z. Z. erhältlichen Fibrinklebern hat sich allgemein noch nicht durchgesetzt.

Das Einsetzen der Transplantate erfolgt immer in Extension der benachbarten Gelenke, die Immobilisation in entspannter Ruhestellung im Gipsverband. Millesi genügen dafür 14 Tage. Wir sind etwas vorsichtiger und halten sie über 4 Wochen aufrecht, da man nach ihrer Aufhebung die Aktivitäten, die der Patient entwickelt, nicht vorausschauend beurteilen kann.

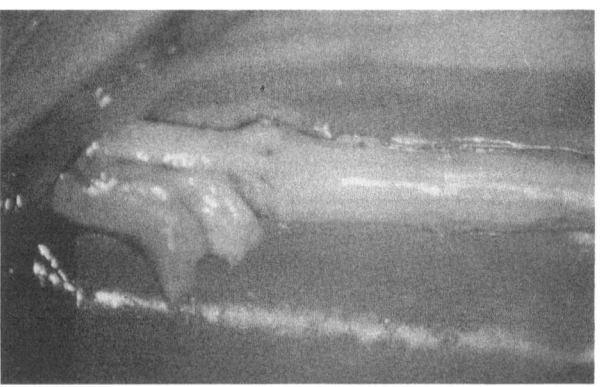

Abb. 4. Interfaszikuläre und epineurale Nähte nach Stumpfbereitung

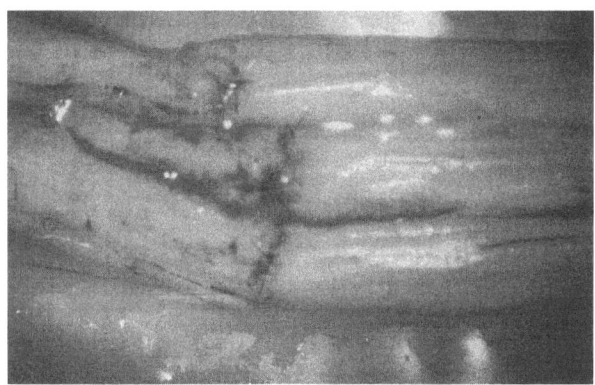

Abb. 5. Fertigstellung der Nahtvereinigung

Die Übertragung vaskularisierter Transplantate mit sofortiger Wiederherstellung der Zirkulation in mikrochirurgischer Technik ist ein delikater Eingriff, der nur besonders Geübten vorbehalten ist. Sie ist indiziert, in seltenen Fällen bei besonders ungünstigem Empfängerbett. Eine prinzipielle Überlegenheit über die freie Transplantation wurde bislang nicht nachgewiesen (Millesi 1989). Eine Sonderform der gestielten Gewebetransplantation findet besonders im Hand-Fingerbereich und im Rahmen der Deckung von Körperwanddefekten Anwendung.

Ergebnisse

Erste Ergebnisse der Rekonstruktion peripherer Nerven in mikrochirurgischer Technik konnten wir 1969 zusammenstellen. Durch Erweiterung der Kenntnisse, präzisere Indikationsstellung und Verfeinerung der mikrochirurgischen Techniken ging das Ausmaß der sekundären Wiederherstellungsnotwendigkeit (Sekundärnaht und Transplantation) um 20 % zurück, wobei sekundär eine direkte Naht häufiger möglich war (Abb. 6).

Die schon früh gewonnene Erkenntnis, daß spannungsfreie Direktnähte bessere Ergebnisse zeitigen als Transplantationen, aber Transplantationen bessere als erzwungene Direktnähte unter Spannung bestätigt auch die Gegenüberstellung der Ergebnisse von 543 Nervennähten und 474 Transplantationen an 1017 Nerven (Abb. 7). Ideal wäre, könnte man ohne Nähte die Stümpfe entsprechend der Anordnung der Faszikel auf axonaler

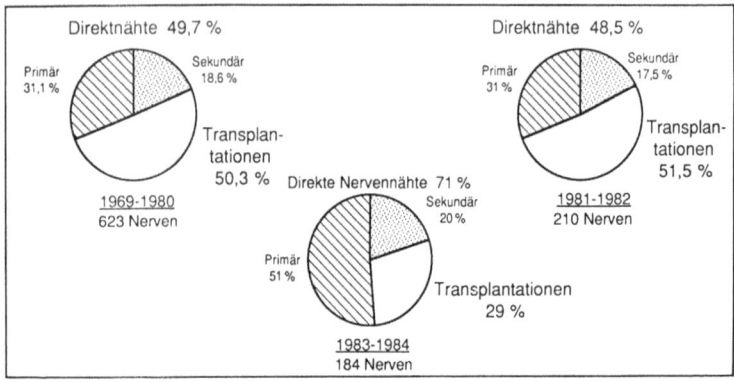

Abb. 6. Zunahme der primären Nervenwiederherstellung, Erlangen 1969–1984 (insgesamt 1017 Nerven)

Basis mit einem Leim, der keinerlei Entzündungsreaktionen auslöst, spannungsfrei, exakt und ohne Verwerfungen vereinen. Dies ist aber ein noch unerfüllbarer Zukunftstraum. Mit berücksichtigt werden müssen zudem ergebnisbeeinflussende Faktoren, die der chirurgischen Therapie nicht zugänglich sind. Dies sind vor allem das von der Verletzungsart bestimmte Schädigungsausmaß, das Alter und die Kooperationsfähigkeit

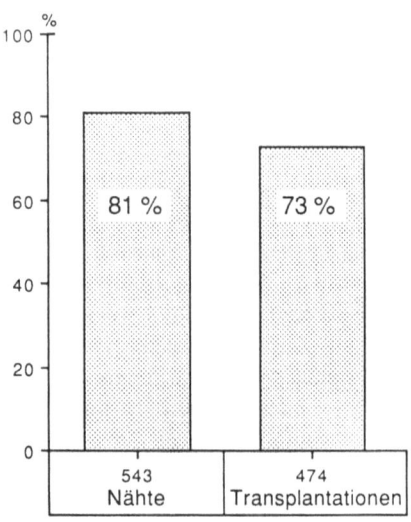

Abb. 7. Sehr gute und gute Ergebnisse der mikrochirurgischen Rekonstruktionen von 1017 Nerven (1969–1984, Erlangen)

des Patienten in der Nachbehandlungsphase. Der Nachbehandlung kommt ein hoher Stellenwert zu. Leider sind in dieser Hinsicht die Möglichkeiten noch vielerorts unzureichend und bedürfen einer Verbesserung.

Literatur

Albers W, Geldmacher J, von Rauffer L, Wolf N (1980) Nerventransplantation bei Kindern. Eine Analyse der Ergebnisse von 8 Jahren. Z Kinderchir 31: 7–13

Berger A, Tizian C (1985) Technik der Mikrochirurgie: Lehrbuch und Atlas. Kohlhammer, Stuttgart Berlin Köln Mainz

Geldmacher J (1975) Konventionelle Nervennaht. Münch med Wochenschr. 117: 363

Geldmacher J (1975) Die Wiederherstellung peripherer Nerven durch Nerventransplantation. Chirurg 46: 307

Geldmacher J (1985) Die Wiederherstellung verletzter Nerven Med Wochenschr 111: 2675

Millesi H (1983) Vereltzungen der Nerven (Kap 30). Wiederherstellung am Nerv selbst (Kap 39). In: Nigst H, Buck-Gramcko D, Millesi H (Hrsg) Handchirurgie, Bd 2. Thieme, Stuttgart New York

Millesi H (1989) Der verletzte Nerv, Versorgungsindikation und Technik, Grundlagen der Chirurgie, G 41. Beilage zu den Mitteilungen der Deutschen Gesellschaft für Chirurgie, Heft 3

Nigst H (1958) Chirurgie der peripheren Nerven. Thieme, Stuttgart

O'Brien B M C (1977) Microvascular reconstructive surgery. Churchill Livingstone Edinburgh London New York

Terzis J, Smith K L (1990) The peripheral nerve: Structure, function and reconstruction. Raven Press, New York

Tubiana R (1988) Evolution of the concepts and techniques used in the repair of peripheral nerves. In: Tubiana R (ed) The hand, vol 3. Saunders, Philadelphia London Toronto Montreal Sidney Tokyo

Sachverzeichnis

akinetischer Mutismus 75
Alarmsignale bei SHT 34
Ambulanz 86
Anosmie 93
Anosmie nach Liquorrhoe 72
apallisches Syndrom 57, 75
Aphasie (bei schädelhirnverletzten
  Kindern) 25
apparative Diagnostik beim SHT 7 ff
apparative Diagnostik nach SHT
– Methoden 35
– Reihenfolge 36 ff
– Zeitpunkt 36 ff
apparative Routinediagnostik nach SHT
  35 ff
Atemtraining nach Querschnitt 107
Atrophie-Verzögerung durch Elektro-
  stimulation 146
Axonotmesis 135 f
Axonregeneration 130

Barbiturate beim SHT 61 f
Bewußtlosigkeit 2 ff
Bewußtlosigkeit nach SHT
– Dauer 40
Bewußtlosigkeit, posttraumatische
– Ursachen 31
Bewußtseinsstörung bei SHT 73
Bewußtseinsstörung
– Dauer 94
bindegewebige Kontrakturen 147
Brüsseler Koma-Klassifikation 6 f
Bulbärhirnsyndrom 76 f
Bulbärhirnsyndrom nach SHT 42

CCT 36
CCT, Indikation 40
CCT nach SHT 35

CCT nach SHT
– Zeitpunkt 41
– Wiederholung 41
CCT vs. Röntgen-Schädel nach SHT 41
Commotio cerebri 54, 93
Contusio cerebri 54, 93 f
Corticosteroide beim SHT 60

Dauer der Bewußtlosigkeit nach SHT 40
Dekortikationsstarre 78
Druckgeschwüre bei Querschnitt 107

Echo-Enzephalographie nach SHT 35
EEG nach SHT 35
Einteilung von SHT 53
Elektrostimulation denervierter
  Muskulatur 144
Elektrotherapie 143
Elektrotherapie
– Aufklärung 147
– forensische Aspekte 147
Elektrotherapie der Gesichtsmuskulatur
  145
Elternprobleme (bei schädelhirn-
  verletzten Kindern) 23
epidurales Hämatom 66 f
Epilepsie (bei schädelhirnverletzten
  Kindern) 25
Ergotherapie bei peripheren Nerven-
  verletzungen 138
evozierte Potentiale 45 ff

FAEP bei SHT 45 f
Fehlermöglichkeiten bei Begutachtung
  peripherer Nervenverletzungen 132
Fehlprojektion sensibler Reize 132
freies Intervall 32 ff
frontale Impressionsfraktur 70 f

frontobasale Verletzungen 70
Frührehabilitation nach SHT 82 ff
funktionelle Computertomographie 120
funktionelle Elektrostimulation 143
funktionelle Elektrostimulation bei Querschnitt 108
funktionelle Wertigkeit 132

Gangfunktion bei Querschnitt 108
Gehschule bei Querschnitt 107
Glasgow Coma Scale 5, 74
Glasgow Outcome Scale 7
Grady Coma Scale 6
Growth Associated Proteins (GAP) 130
Gutachten, Fehlermöglichkeiten (periphere Nervenverletzungen) 132

Hämatome, intrazerebral, traumatisch 69
Handlungskonzept bei SHT 37
heterotope Ossifikation bei Querschnitt 109
heterotope Ossifikation bei Querschnitt
– medikamentöse Therapie 110 f
Hilfsmittel bei peripheren Nervenverletzungen 140
HWS-Rö.-Untersuchungen 117
hyperaktive Kinder 16
Hyperventilation beim SHT 58

ICP, konservative Therapie 58 ff
Impressionsfrakturen 70
Innsbrucker Koma-Skala 6
interfaszikuläre Nerventransplantation 156
intrafamiliäre Reaktionen (bei schädelhirnverletzten Kindern) 24
intrakranielle Raumforderung beim SHT 65 f
intrakranieller Druck (ICP) 53 ff
intrazerebrale Hämatome, traumatisch 69

Kälteempfindlichkeit nach peripheren Nervenverletzungen 133
Kausalgie 141
Kinder, hyperaktive 16
Kindesmißhandlungen 26

Klassifikation von SHT 53
klinische Untersuchung von Bewußtlosen 33
knöcherne Schädelverletzungen 35
Koma-Klassifikation 5 ff
konservative Therapie des ICP 58 ff
konservative Therapie bei peripheren Nervenverletzungen 137
Kontrakturen bei Querschnitt 106
Krafttraining bei Querschnitt 106
Krankengymnastik bei peripheren Nervenverletzungen 138
Kryotherapie 138

Lagerung der Extremitäten 106
laterales Mittelhirnsyndrom 78
Liquorentnahme bei traumatischer SAB 69
Locked-in-Syndrom 75

Management von primärer Bewußtlosigkeit 34
medikamentöse Therapie bei peripheren Nervenverletzungen 140
Meningitis, posttraumatische 71
metatraumatische Läsionen nach SHT 35
mikrochirurgische Wiederherstellungstechnik 150
Mißhandlungen von Kindern 26
Mittelhirnsyndrom bei SHT 76
Mittelhirnsyndrom, laterales 78
Mittelhirnsyndrom
– Stadien 76 f
multimodale Stimulation 82 f
Musiktherapie 83
Muskulatur – Umwandlung 144
Mutabor 88
Myofeedback 138

N. radialis-Lähmung 16 ff
Nativ-Rö. nach SHT 35
Nervennaht 153 f
Nervenregeneration 130
Nervenschädigungen, Schweregrade 152
Nerventransplantation 155
Nervenverletzung, Schweregrade 135
Neurapraxie 135 f

neurogene Blasenstörung bei Querschnitt 111
Neurolyse 154
„Neuroprothesen" bei Querschnitt 108
Neuropsychologie 185
neuropsychologische Ausfälle (Kinder, Jugendliche) 22
Neurotmesis 136
Neurotropismus 131

Oberkörperhochlagerung beim SHT 58
offene Schädelhirnverletzungen 35
okulozephaler Reflex 76
Ommaya Skala 6
OP-Indikation bei peripheren Nervenschädigungen 152
OP-Zeitpunkt bei peripheren Nervenverletzungen 136, 152
operationale diagnostische Kriterien beim SHT 8
osmotische Substanzen beim SHT 60
Otoliquorrhoe 71

Pathophysiologie des ICP 53 ff
Pflege nach SHT 89
Polytrauma 31, 36
posttraumatische Amnesie 4
posttraumatische Meningitis 71
Prädiktoren für Folgezustände (bei schädelhirnverletzten Kindern) 25
primäre Bewußtlosigkeit, Management 34
Prognose bei SHT 53, 88
Prognose beim SHT durch evozierte Potentiale 45
Psychosen, traumatische 73

Querschnitt, Epidemiologie 102
Querschnitt, Komplikationen 105 f
Querschnitt, Prognose
– Historie 101

Rehabilitation nach SHT, Definition 81
Reihenfolge apparativer Diagnostik nach SHT 36 ff
Rhinoliquorrhoe 71
Röntgen (Nativ) nach SHT 35
Röntgen-Schädel vs. CCT nach SHT 41

Rooming-In 83
Routinediagnostik (apparativ) nach SHT 35 ff

SAB, traumatische
– Liquorentnahme 69
SEP bei SHT 46
sekundäre Bewußtlosigkeit 43
SHT, Einteilung 53
Spätrehabilitation 84 ff
Subduralhämatome 68 f
Subduralhämatome
– Prognose 69
Schädel-Hirn-Trauma
– apparative Diagnostik 7 ff
– operationale diagnostische Kriterien 8 ff
Schädel-Hirn-Trauma, Schweregrad 2
Schädelhirnverletzungen, offene 35
Schmerztherapie bei peripheren Nervenverletzungen 140 f
Schmerzen nach peripherer Nervenverletzung 133
Schuh bei neuroorthopädischen Erkrankungen 139
Schweißsekretion 129
Schweregrade von Nervenverletzungen 135
Stehtraining bei Querschnitt 107
Stereoästhesie 132
Stiftung Pfennigparade 87
Stimulation, multimodale 82 f
Stimulation, Nebeneffekte 83

Tagesklinik 86
Testpsychologie bei Gutachten nach SHT 95
Testverfahren bei SHT (Kinder) 19 ff
Therapie, konservative, des ICP 58 ff
Tinel-Zeichen 131
Tournique-Parese 127
transkutane Nervenstimulation 141
Transport nach SHT
– Indikation 36
traumatische, intrazerebrale Hämatome 69
traumatische, intrazerebrale Hämatome
– Prognose 70
traumatische Psychosen 73

vegetative state 57
Verlaufs-Varianten der Bewußtlosigkeit 32
vertebrobasiläre Insuffizienz 117 f
Verwandte 83
vestibulookulärer Reflex 76
Volumenrestriktion beim SHT 59
Wallersche Degeneration 135
Werkstatt für Behinderte 87

Wiederherstellungstechniken, mikrochirurgische 150
Zeitpunkt apparativer Diagnostik nach SHT 36 ff
zervikoenzephales Syndrom 115
zweizeitige Bewußtseinsverschlechterung nach SHT 43

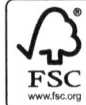

MIX
Papier aus verantwortungsvollen Quellen
Paper from responsible sources
FSC® C105338

If you have any concerns about our products,
you can contact us on
ProductSafety@springernature.com

In case Publisher is established outside the EU,
the EU authorized representative is:
**Springer Nature Customer Service Center GmbH
Europaplatz 3, 69115 Heidelberg, Germany**

Printed by Libri Plureos GmbH
in Hamburg, Germany